国家卫生和计划生育委员会"十二五"规划教材

全国中等卫生职业教育配套教材

供护理、助产专业用

社区护理
学习指导

U0284973

主　编　徐国辉　姜瑞涛

副主编　张　俊　张中平

编　者（以姓氏笔画为序）

王海龙（天水市卫生学校）

孙翠英（濮阳市卫生学校）

张　俊（福建省龙岩卫生学校）

张中平（娄底市卫生学校）

单秀杰（山西省长治卫生学校）

姜瑞涛（山东省青岛第二卫生学校）

柴玉艳（山东省青岛第二卫生学校）

徐国辉（承德护理职业学院）

人民卫生出版社

图书在版编目（CIP）数据

社区护理学习指导/徐国辉，姜瑞涛主编.—北京：
人民卫生出版社，2016
ISBN 978-7-117-22076-7

Ⅰ.①社…　Ⅱ.①徐…　②姜…　Ⅲ.①社区－护理学
－护士－资格考试－习题集　Ⅳ.①R473.2-44

中国版本图书馆 CIP 数据核字(2016)第 033699 号

| 人卫社官网　www.pmph.com | 出版物查询，在线购书 |
| 人卫医学网　www.ipmph.com | 医学考试辅导，医学数据库服务，医学教育资源，大众健康资讯 |

社区护理学习指导

主　　编：徐国辉　姜瑞涛
出版发行：人民卫生出版社（中继线 010-59780011）
地　　址：北京市朝阳区潘家园南里 19 号
邮　　编：100021
E - mail：pmph @ pmph.com
购书热线：010-59787592　010-59787584　010-65264830
印　　刷：天津安泰印刷有限公司
经　　销：新华书店
开　　本：787×1092　1/16　　印张：7
字　　数：175 千字
版　　次：2016 年 5 月第 1 版　2019 年 6 月第 1 版第 3 次印刷
标准书号：ISBN 978-7-117-22076-7/R·22077
定　　价：15.00 元

打击盗版举报电话:010-59787491　E-mail:WQ @ pmph.com
（凡属印装质量问题请与本社市场营销中心联系退换）

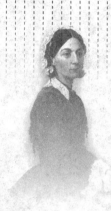

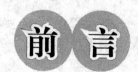

前言

　　本书是第三轮全国中等卫生职业教育护理类专业规划教材《社区护理》的配套学习指导用书。

　　本书是以 2014 年教育部颁布的《中等职业学校护理专业教学标准（试行）》为依据，以《社区护理》教材为蓝本，根据教材的内容及各章的教学要求而编写的配套学习指导用书。

　　本书章节目录按教材章节排序，内容以章为单位由两部分组成：第一部分为"学习要点"，对每章内容进行了简明扼要的归纳总结，强化学生所学的教材知识，以利于学生加深对教材内容的理解和掌握；第二部分为"思考与练习"，共有 A 型选择题（包括 A1、A2、A3 型题）、B 型选择题、名词解释、简答题和思考题等 5 种题型，旨在便于学生自我检测学习效果和提高分析问题、解决问题的能力。为了帮助学生在课程结束前检测自己的学习效果，书后配有两套"模拟试卷"。

　　在编写过程中，虽编写组成员不懈努力、孜孜以求，但由于时间仓促、水平和能力有限，难免有错误和疏漏之处，恳请使用本书的师生、护理界同仁和广大读者及时给予指正。

徐国辉　姜瑞涛

2016 年 3 月

前　言

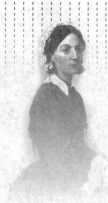

目 录

第一章 绪 论

【学习要点】

社区是与人们的生活和健康息息相关的场所，是构成社会的基本单位，是宏观社会的缩影。社区卫生服务是融预防、医疗、保健、康复、健康教育及计划生育技术指导等六位一体的综合性基层卫生服务。社区护理是社区卫生服务的重要组成部分，社区护士应具备一定的素质和能力才能胜任社区卫生服务中的多种角色，并能够运用护理程序开展社区护理工作。

第一节 社 区

一、社区的概念

1887 年德国学者斐迪南·滕尼斯在《社区与社会》一书中首次使用了"社区"一词，并定义为"以家庭为基础的历史共同体，是血缘共同体和地缘共同体的结合"。

我国社会学家费孝通将"社区"一词引入中国，并定义为"社区是若干社会群体（家庭、氏族）或社会组织（机关、团体）聚集在某一地域里所形成的一个在生活上相互关联的大集体"。

二、社区的基本构成要素

社区的构成必须具备五个基本要素：①一定数量的人群：是社区的核心，是社区构成的第一要素，一定数量和质量的人群是社区构成的先决条件。我国社区人口一般为 3 万～10 万。②一定面积的地域：是社区存在和发展的前提，是社区构成的另一要素。我国城市社区按街道办事处、居委会辖区划分，农村社区按乡镇、村委会辖区划分。③一定的配套设施：是社区人群生产与生活所必需的物质条件，一般要求设施配套齐全、分布合理。④一定程度的认同感：是指社区居民对所居住社区在感情和心理上产生的一种共识，是衡量一个社区的重要标准。⑤一定的管理机构：管理机构的正常运行是社区工作正常开展的保证，我国社区的基层管理机构是居委会和派出所。

三、社区的功能

1978 年美国学者华伦提出的社区五项功能：①生产、分配与消费功能：社区是人们生活发展的空间，可以满足社区居民的基本生活需要。②社会化功能：社区居民由自然人成长为社会人的过程。③社会控制功能：通过制订各种规章制度、行为规范来约束社区居民的行为。④社会参与功能：社区提供一定的活动场所让社区居民直接参与社区日常事务。⑤互相支持功能：社区对特殊人群提供力所能及的帮助。

第二节　社区卫生服务

一、社区卫生服务的概念

1999 年，国家十部委在《关于发展城市社区卫生服务的若干意见》中对社区卫生服务作了明确的定义，强调社区卫生服务是以健康为中心，家庭为单位，社区为范围，需求为向导，以妇女、儿童、老年人、慢性病人、残疾人等为重点，融预防、医疗、保健、康复、健康教育及计划生育技术指导等六位一体的基层卫生服务。

二、社区卫生服务的特点

社区卫生服务的特点：①公益性：除提供基本医疗服务以外，还承担预防、保健等公共卫生服务。②主动性：更注重于主动上门服务。③全面性：服务对象面向全体居民。④综合性：提供"六位一体"的基层卫生服务。⑤连续性：对生命的全过程以及疾病发生、发展的全过程提供服务。⑥可及性：社区卫生服务机构设在社区，方便居民就诊；同时使用适宜的技术，提供基本医疗服务和基本药品，价格相对低廉，居民能够承担。

三、社区卫生服务的内容

社区卫生服务的内容：①社区预防：是社区卫生服务的工作重点。②社区医疗：以门诊和出诊为主要形式，是目前社区卫生服务中工作量最大的部分，但不是工作重点。③社区保健：为社区重点人群提供相应的健康管理服务。④社区康复：为病伤残者提供康复服务。⑤社区健康教育：是社区卫生服务的核心内容，也是提高公民健康素养的重要手段。⑥社区计划生育技术指导：为社区育龄妇女提供方便、有效的计划生育政策宣传、技术咨询和指导等服务。

四、社区卫生服务的方式

社区卫生服务的方式：①主动上门服务：一是根据《社区卫生服务合同》，定期或不定期为服务对象上门巡诊；二是通过居民电话预约，安排临时性上门服务，如送医送药、健康咨询等。②咨询热线服务：24 小时热线电话或网络咨询服务。③家庭病床服务：根据社区居民的需求，选择适宜的病种开设家庭病床。④双向转诊服务：建立双向转诊服务机制，及时把急危重症或疑难杂症病人转到合适的医院诊治，同时接受医院转回的慢性病和康复期病人，以保证病人得到连续性的医疗康复服务。

五、我国社区卫生服务体系概述

社区卫生服务机构由社区卫生服务中心和社区卫生服务站组成，具备条件的地区可以实行一体化管理。政府原则上按照街道办事处（或乡镇）范围或 3 万～10 万居民规划设置社区卫生服务中心。根据社区覆盖面积及人口，在社区卫生服务中心下设若干个社区卫生服务站。社区卫生服务站是社区卫生服务中心的补充，方便附近居民就诊和接受社区卫生服务。

按照国家有关规定，社区卫生服务机构提供社区基本公共卫生服务和社区基本医疗服务。

第三节 社区护理

一、社区护理概述

社区护理的概念：社区护理学是将护理学与公共卫生学理论相结合，用以促进和维护社区人群健康的一门综合学科。（美国护理学会）

社区护理的特点：①以健康为中心：目标是促进和维护社区人群的健康。②以人群为对象：服务对象是社区所有人群。③高度自主性：家庭护理工作大多由社区护士独立完成。④多部门协作：社区护士需与各部门协调合作。⑤工作多样化：内容广泛而综合，时间长期而连续，服务个性化与可及性。

二、社区护理程序

社区护理程序包括社区护理评估、社区护理诊断、制订社区护理计划、实施社区护理计划和社区护理评价五个步骤。①社区护理评估：通过全面、准确的社区护理评估，可以发现社区存在的健康问题及其影响因素，为确定社区护理诊断提供可靠的依据。主要包括社区评估、家庭评估和个人评估，其中社区评估是最基本内容。②社区护理诊断：判断社区现存的或潜在的健康问题。通常采用 PSE 方式陈述，即 P（健康问题）、S（症状或体征）、E（病因/危险因素）。③制订社区护理计划：为解决社区健康问题所制订的护理计划，可以作为社区护理评价的衡量标准。主要包括确定社区护理目标、制订社区护理实施计划和制订社区护理评价计划等内容。④实施社区护理计划：是将制订好的社区护理计划付诸实施的过程，是解决社区健康问题的过程。⑤社区护理评价：主要评价护理活动实施后的效果，确定达标程度。

三、社区护理的发展

国外社区护理的发展起步较早，主要的发展阶段包括：①家庭护理阶段：圣菲比是第一位访视护士，圣文森·保罗成立了"慈善姊妹社"。②地段访视护理阶段：1859 年，英国的威廉·勒斯朋提倡家庭护理运动，被称为地段访视护理之父。③公共卫生护理阶段：美国的丽莲·伍德正式提出公共卫生护理名称，被称为现代公共卫生护理的开创人。④社区护理阶段：1970 年，美国的露丝·伊斯曼首次提出"社区护理"一词。

国内社区护理的发展起步较晚。1996 年中华护理学会在北京举办了"全国首届社区护理学术会议"，会议倡导要大力发展及完善我国的社区护理。2006 年，国务院印发了《关于发展城市社区卫生服务的指导意见》，为规范与加强社区护理教育和实践提供了保证。

第四节 社区护士

一、社区护士的职责

2002年卫生部《社区护理管理的指导意见（试行）》对社区护士的职责作了明确规定。社区护士的职责主要包括：①参与社区护理诊断工作。②参与对社区人群的健康教育与咨询、行为干预和筛查、建立健康档案、高危人群监测和规范管理工作。③参与对社区传染病预防与控制工作。④参与完成社区儿童计划免疫任务。⑤参与社区康复、精神卫生、慢性病防治与管理、营养指导工作。⑥承担诊断明确的居家病人的访视、护理工作，提供基础或专科护理服务，配合医生进行病情观察与治疗，为病人与家属提供健康教育、护理指导和咨询服务。⑦承担就诊病人的护理工作。⑧为临终病人提供临终关怀护理服务。⑨参与计划生育技术服务的宣传教育与咨询。

二、社区护士的角色

社区护士工作繁杂，承担多种角色（表1-1），主要包括护理者、健康教育者与咨询者、健康代言人、组织者与管理者、协调者与合作者、观察者与研究者等角色，其中社区护士最基本的角色是护理者，也是开展社区健康教育与健康咨询的最佳人选。

表1-1 社区护士角色说明

角 色	说 明
护理者	社区护士最基本的角色
健康教育者与咨询者	实施健康教育、咨询服务
健康代言人	代表居民表达意愿要求
组织者与管理者	人员、物资及活动安排与培训
协调者与合作者	协调社区内各类人群的关系
观察者与研究者	发现健康问题，推动学科发展

三、社区护士应具备的素质与能力

社区护士应具备的素质：①具有良好的职业道德和强烈的责任感。②具有健康的身体素质和心理素质。③具有丰富的知识、技能与经验。

社区护士应具备的能力：①人际沟通能力。②实际操作能力。③健康教育能力。④分析决策能力。⑤组织管理能力。⑥科学研究能力。⑦自我防护能力。

（张 俊）

【思考与练习】

（一）选择题

A1型题

1. 有关社区的说法错误的是
    A. 德国滕尼斯最早使用"社区"一词

B. 社区是微观社会的缩影

C. 中国费孝通将"社区"一词引入中国

D. 社区是构成社会的基本单位

E. 一定数量的人群是社区构成的第一要素

2. 下列关于社区基本构成要素的描述**不正确**的是

A. 一定数量的人群是社区的核心，是社区构成的第一要素

B. 一定面积的地域是社区存在和发展的前提

C. 一般要求社区设施要配套齐全、分布合理

D. 一定程度的认同感是衡量一个社区的重要标准

E. 我国社区的基层管理机构是街道办事处

3. 构成社区的基本要素**不包括**

A. 一定数量的人群

B. 相对不固定的地域

C. 管理机构的正常运行

D. 共同的文化背景和生活方式

E. 配套齐全的生活服务设施

4. WHO 认为，一个有代表性的社区应具备

A. 人口在 3 万～10 万之间

B. 人口在 3 万～5 万之间

C. 人口在 10 万～30 万之间

D. 面积在 0.5～5km² 之间

E. 面积在 50～500km² 之间

5. 社区通过制订各种规章制度、行为规范来约束社区居民的行为，这体现了社区的

A. 生产、分配与消费功能

B. 社会化功能

C. 社会控制功能

D. 社会参与功能

E. 互相支持功能

6. 社区卫生服务的基本内容包括

A. 社区预防及社区护理

B. 妇女、儿童、老年人、慢性病人、残疾人的预防

C. 常见病、多发病及慢性病的社区医疗

D. 预防、医疗、保健、康复、科研、教学

E. 预防、医疗、保健、康复、健康教育、计划生育技术指导服务

7. 社区卫生服务主要开展的"六位一体"基层卫生服务**不包括**

A. 预防与保健服务

B. 健康教育服务

C. 疑难杂症会诊

D. 医疗与康复服务

E. 计划生育技术指导

8. 社区卫生服务机构设在社区，同时使用适宜技术、提供基本医疗服务和基本药品，居民能够承担得起，这体现了社区卫生服务的

A. 主动性

B. 综合性

C. 连续性

D. 可及性

E. 公益性

9. 以下**不**属于社区卫生服务特点的是

A. 公益性

B. 综合性

C. 全面性

D. 连续性

E. 被动性

10. 以下有关社区卫生服务中心设置的说法正确的是

A. 政府原则上按每 10 万～30 万居民设置 1 所社区卫生服务中心

B. 中心房屋建筑面积不应少于 100m²

C. 中心至少设日间观察床 5 张

D. 中心至少配备 6 名全科医师及 6 名注册护士

E. 设有病床的中心，每设 1 个床位，建筑面积至少增加 50m²

11. 社区护理是一门将_____和护理学理论相结合的综合学科

A. 公共卫生学　　　　B. 预防医学　　　　C. 行为医学

D. 临床医学　　　　E. 社会医学

12. 我国社区护理起源于

A. 1925 年　　　　B. 1932 年　　　　C. 1945 年

D. 1983 年　　　　E. 1996 年

13. 社区护理的特点**不包括**

A. 以社区人群的健康为中心　　　B. 以基本医疗为重点

C. 社区护理工作的多样化　　　D. 社区护士具有高度自主性

E. 多部门协作

14. 属于社区护理特点的是

A. 以疾病为中心　　　　B. 以人群为对象

C. 高度从属性　　　　D. 仅与医疗机构人员协作

E. 服务单一化

15. 社区护理的服务对象是

A. 老年人、妇女、儿童　　B. 职工和学生　　C. 社区所有人群

D. 慢性病人及残疾人　　E. 个人及家庭

16. 社区护理程序的正确步骤是

A. 社区护理评估→制订社区护理计划→社区护理诊断→实施社区护理计划→社区护理评价

B. 社区护理诊断→制订社区护理计划→社区护理评估→实施社区护理计划→社区护理评价

C. 制订社区护理计划→社区护理评估→社区护理诊断→实施社区护理计划→社区护理评价

D. 社区护理评估→社区护理诊断→制订社区护理计划→实施社区护理计划→社区护理评价

E. 制订社区护理计划→社区护理评价→社区护理评估→社区护理诊断→实施社区护理计划

17. 社区护理评估的最基本内容是

A. 社区评估　　　　B. 家庭评估

C. 个人评估　　　　D. 社区评估与家庭评估

E. 社区评估与个人评估

18. 社区护理诊断通常采用 PSE 方式陈述，其中"与家长喂养不当、疏于照顾有关"是指

A. P（健康问题）　　　　B. S（症状或体征）

C. E（病因/危险因素）　　　　D. P（计划）

　　E. S（主观资料）

19. 社区护理目标的制订要做到 SMART，**不包括**
　　A. 特定的　　　　　　　　B. 可测量的　　　　　　　C. 可达到的
　　D. 相关的　　　　　　　　E. 没有时间期限的

20. 社区护理评价是指
　　A. 将制订好的社区护理计划付诸实施的过程
　　B. 为确定社区护理诊断提供可靠依据
　　C. 将护理对象实际状态与护理目标作比较，确定达标程度
　　D. 判断社区现存或潜在的健康问题
　　E. 为解决社区健康问题所制订的护理计划

21. "社区护理"一词的提出始于
　　A. 1893 年　　　　　　　　B. 1925 年　　　　　　　C. 1970 年
　　D. 1983 年　　　　　　　　E. 1996 年

22. 中华护理学会举办"全国首届社区护理学术会议"的时间和地点分别是
　　A. 1983，北京　　　　　　B. 1996，北京　　　　　　C. 1983，上海
　　D. 1996，上海　　　　　　E. 1999，北京

23. 社区护士最基本的角色是
　　A. 健康教育者与咨询者　　B. 组织者与管理者　　　　C. 护理者
　　D. 健康代言人　　　　　　E. 观察者与研究者

A2 型题

24. 小陈在某社区卫生服务中心工作，经常独自一人到社区家庭开展家庭访视工作。这要求小陈具备的能力是
　　A. 人际沟通能力　　　　　B. 自我防护能力　　　　　C. 健康教育能力
　　D. 科学研究能力　　　　　E. 分析决策能力

25. 某社区卫生服务站对所辖社区居民基本健康状况进行了一个调查，发现该社区成年人高血压患病率为 22%，冠心病为 15%，高血脂为 12%，糖尿病为 9%，脑卒中为 2%。则该社区需要优先解决的健康问题是
　　A. 高血压　　　　　　　　B. 冠心病　　　　　　　　C. 高血脂
　　D. 糖尿病　　　　　　　　E. 脑卒中

A3 型题

（26～27 题共用题干）

　　张某，男性，70 岁，超重，确诊糖尿病 15 年。最初试行饮食控制治疗 3 个月，因无法耐受严格的饮食控制，遂接受二甲双胍＋格列本脲联合降糖治疗，空腹血糖控制在 6.0mmol/L 左右。1 年后，病人又无法坚持按医嘱服药及饮食控制，空腹血糖始终波动在 6.0～11.8mmol/L 之间。

26. 该病人在居家期间最主要的护理诊断是
　　A. 饮食控制不良　　　　　B. 运动控制不良　　　　　C. 营养不良
　　D. 药物依从性差　　　　　E. 活动无耐力

27. 针对该护理诊断相应的预期护理目标是
　　A. 饮食控制良好

　　B. 坚持体育锻炼

　　C. 加强营养补充

　　D. 长期严格按医嘱服用降糖药和进行饮食控制

　　E. 需要时立即服药

B 型题

　　A. 圣文森·保罗　　　　B. 圣菲比　　　　　　C. 丽莲·伍德

　　D. 露丝·伊斯曼　　　　E. 威廉·勒斯朋

28. 现代公共卫生护理的开创人是

29. 首次提出"社区护理"一词的是

30. 社区护理史上第一位访视护士是

（二）名词解释

1. 社区　　　2. 社区卫生服务　　　3. 社区护理

（三）简答题

1. 简述社区卫生服务的特点。

2. 简述社区护理程序的内容。

3. 简述社区护士应具备的素质与能力。

（四）思考题

1. 社区护士小郑在走访本社区高血压病人时发现，大多数病人缺乏高血压治疗、预防及用药的相关知识，高血压的治疗率、控制率均很低。请问：

　　（1）据此可以提出何种护理诊断？

　　（2）请制订切实可行的社区护理计划。

2. 社区护士小李值夜班时，遇到一位车祸病人。查体：T 36.5℃，P 112 次/分，R 30 次/分，BP 90/60mmHg，口唇轻度发绀，腹部有明显的压痛，肝、脾未触及异常。小李给予病人氧气吸入、建立静脉输液通道后，马上联系救护车转送医院治疗。请问：

　　（1）社区护士小李充当的角色有哪些？

　　（2）胜任社区护士岗位，小李应具备哪些素质和能力？

第二章　环境与健康

第一节　人类的环境

一、环境的概念

环境是环绕于地球上的人类空间以及其中直接或间接影响人类生存和发展的各种自然因素及社会因素的总和。根据组成要素，将环境分为自然环境和社会环境。根据自然环境与人类活动的关系，将其分为原生环境和次生环境。

二、生态系统与生态平衡

生态系统是在一定空间范围内，生物群落与周围环境通过物质循环、能量流动和信息传递，共同构成的生物与环境的结合体。任何一个生态系统都是由非生物环境和生物群落组成。生态系统具有物质循环、能量流动和信息传递功能。

生态平衡是生态系统内部在一定条件和时间下保持着自然的、暂时的相对平衡状态。生态平衡具有动态性和相对性。

三、人类与环境的关系

在漫长的生物进化过程中，人类不断地适应环境、改造环境，与环境形成了相互对立、相互制约又相互依存、相互转化的辩证统一关系。

1. 人与环境之间物质的统一性。
2. 人与环境之间作用的双向性。
3. 环境对人体健康影响的双重性。

第二节　自然环境与健康

一、原生环境与健康

原生环境对健康有利的因素包括洁净而充足的水源、新鲜的空气、充沛的阳光、适宜的气候条件、良好的植被、秀丽的风光、必需的微量元素等。

原生环境对健康有害的因素包括自然灾害、有毒有害动植物、地壳表面化学元素分布不均、传播自然疫源性疾病的病原体等。

二、次生环境与健康

环境污染是由于各种自然或人为的原因，使环境的构成或状态发生变化，扰乱和破坏了生态系统，对人类和其他生物造成直接的、间接的或潜在的有害影响。

环境污染物包括化学性污染物、物理性污染物和生物性污染物。环境污染物的来源包括生产性污染、生活性污染和其他污染。生产性污染是造成环境污染的主要来源。

环境污染对健康的危害包括直接危害、间接危害。直接危害包括急性危害、慢性危害、远期危害和非特异性危害。间接危害包括产生温室效应、破坏臭氧层、形成酸雨、影响微小气候与太阳辐射。

环境污染对人体健康影响的特点：广泛性、长期性、复杂性和多样性。

环境污染的防治措施包括加强环境保护立法、治理工业"三废"、治理农业污染、治理生活性及其他污染以及加强环境保护教育。

第三节 社会环境与健康

一、社会因素与健康

（一）经济发展与健康

经济发展促进人类物质生活条件和卫生状况的改善，有利于增加卫生投入，促进医疗卫生事业的发展。同时，经济发展提高了人们受教育的水平，进而提高了接受卫生保健知识、开展自我保健活动的能力。

经济发展对健康也带来一些负面影响，如不良饮食习惯、缺乏运动等不良的行为和生活方式越来越普遍；社会竞争日趋激烈、生活节奏加快、工作紧张、人际关系复杂、应激事件增加、环境污染加剧等。

（二）社会制度与健康

1. 分配制度对健康的影响 人均国民生产总值最高的国家的人口平均期望寿命并不是最高，而人均国民生产总值总体水平不高但是分配制度平等程度高、贫富差距小的国家的人口平均期望寿命最高。

2. 社会制度对卫生政策的决定作用 对卫生政策影响最广泛、最深远的是政治制度。

3. 社会制度对健康行为的影响 社会制度对人们的行为具有广泛的导向和调适作用，通过提倡或禁止某些行为（如禁毒、控烟），保持和促进社会协调发展，促进人群的健康。

（三）人口发展与健康

1. 人口数量与健康 人口数量过多使人均消费水平下降，从而影响人群的健康。人口密度过大，为传染病的流行创造了有利的条件。

2. 人口结构与健康 社会发展日趋老龄化，将对医疗卫生事业形成沉重的负担。总人口性别比失调是滋生社会问题的重要根源。

3. 人口素质与健康 身体素质是人口素质的基础，科学文化素质是提高人群健康水平的基础。提高思想道德素质有利于在全社会形成良好的人群互助合作网络，提高社会凝聚力，从而提高全社会人群的身心健康水平。

（四）文化与健康

智能文化主要通过影响人类的生活环境和劳动条件作用于人群健康。规范文化主要通过支配人类的行为和生活方式来影响人群健康。思想文化主要通过影响人们的心理过程和精神生活作用于人群健康。

二、社会心理因素与健康

（一）生活事件与健康

生活事件是造成人们生活上发生变化，并要求对其适应和应付的社会生活情境和事件。生活事件既包括生活中的具体事件，如升学与辍学、恋爱与失恋、就业与失业等，又包括人所处的自然环境和社会环境的变化。

美国心理学家霍尔姆斯编制的"生活事件心理应激评定量表"指出：如果一个人在一年内生活变化单位（LCU）超过200单位，则发生心身疾病的可能性增大；如果LCU超过300单位，第二年发病的概率高达70%。

（二）性格与健康

1. A型性格与冠心病　A型性格的特征为：个性倔强、争强好胜、易冲动、抱负过重、追求执着、人际关系紧张，具有时间紧迫感与匆忙感。A型性格的人长期处于应激状态，交感神经兴奋，容易促发高血脂、高血压、冠心病等。

2. C型性格与癌症　C型性格的特征为：容易克制或压抑自己的情绪、对自己的需求无自信、过度忍耐、常有退缩行为、不善与人交往，易出现无助无望的自卑心态而无力承受生活重压。C型性格的人患癌症的危险性比一般人高3倍。

（三）情绪与健康

积极的情绪能提高大脑皮质的张力，通过神经生理机制，保持机体内外环境的平衡与协调，增强机体对疾病的抵抗力，保持健康。消极的情绪会使肾上腺皮质类固醇等内分泌激素增加，导致心率加快、血管收缩、血压升高、呼吸加深、胃肠蠕动减慢等。如果持续时间过长或长期受压抑而得不到疏泄，就会使人的心理状态失去平衡，久之必然引起疾病。

三、行为、生活方式与健康

良好的行为和生活方式可以促进和维护健康，如WHO倡导的科学的行为和生活方式：合理膳食、适量运动、戒烟限酒、心理平衡和充足睡眠。反之，不良的行为和生活方式危害健康，如吸烟、酗酒、药物滥用、不良饮食习惯、缺乏体育锻炼等。科学研究证实，改变人们的行为和生活方式，可以减少60%以上疾病的发生。

1. 吸烟是心脑血管疾病、癌症、慢性阻塞性肺病等多种疾患的危险因素。WHO明确指出：控制吸烟，比任何预防性药物更能改善人的健康、延长人的寿命。

2. 酗酒对健康的损害包括急性危害和慢性危害。酗酒不仅损害人体健康，而且因酗酒出现的交通意外、斗殴甚至犯罪等社会问题也日渐增多。醉酒驾车指车辆驾驶人员血液中的酒精含量大于或等于80mg/100ml的驾驶行为。

3. 药物滥用容易导致药物成瘾，包括精神依赖和躯体依赖。孕妇滥用药物会对子代造成严重的危害。由于吸毒者常共用被污染的注射器，极易造成传染病的传播流行，如乙型肝炎和艾滋病等。

4. 不良饮食习惯可导致多种疾病的发生，给"病从口入"赋予了新含义。

5. 经常参加适度的体育锻炼，可增强机体的携氧能力，促进新陈代谢，有利于增强心血管、呼吸、消化等系统的功能，增强抗病能力，延缓衰老。

四、卫生服务与健康

卫生服务是卫生系统借助一定的卫生资源，向居民提供的医疗、预防、保健、康复等各种活动的总称。卫生服务中的医疗保健制度、卫生资源分配直接或间接地影响着人群健康。

1. 医疗保健制度对健康的影响主要取决于它对整个人群的覆盖面和医疗费用的分担形式。合理的医疗保健制度使个人、社会和政府都有能力支付必要的医疗费用开支，有助于卫生资源的合理分配，也有利于预防、保健、健康教育等措施的开展，实现健康促进。我国基本医疗保险体系包括城镇职工基本医疗保险、城镇居民基本医疗保险和新型农村合作医疗"三大支柱"。

2. 我国卫生资源分配不合理主要表现为重城市轻农村、重医疗轻预防，既不能适应我国疾病谱、死因谱的变化，又使部分参保人群过度利用而造成有限资源的浪费，加重了国家、企业和个人的经济负担。此外还导致城市大医院人满为患，看病难、看病贵的问题得不到有效解决，乡镇卫生院基础条件差，人才、病人流失严重，发展举步维艰，直接影响国民的身心健康。

（姜瑞涛）

【思考与练习】

（一）选择题

A1 型题

1. 1973 年，美国的霍尔姆斯（Holmes）编制了生活事件心理应激评定表，认为生活变化单位在一年内超过 300 单位，则可能出现的情况是

    A. 身心疾病发生的可能性达 80%   B. 来年生病的可能性达 70%

    C. 高血压、冠心病的发病率增高   D. 抑郁症的发病率增加

    E. 社会适应能力降低

2. 对原生环境描述**不正确**的是

    A. 是天然形成、基本上未受人为活动影响的自然环境

    B. 其中存在有许多对人体及其他生物体有利的因素

    C. 其中良好的微小气候和优美的绿化等对健康起促进作用

    D. 有些原生环境中存在某些异常现象

    E. 原生环境中不会存在影响健康的危险因素

3. 由于地球地质化学条件的区域性差异而使当地水、土壤或食物中某些元素含量过多或过少，从而影响当地居民摄入该元素的量，使居民体内该元素含量过多或过少，并引起疾病。该病被称为

    A. 地方病   B. 传染病   C. 职业病

    D. 流行病   E. 公害病

4. 对次生环境描述**不正确**的是

A. 是指人类活动影响下形成的环境

B. 与原生环境相比，其中物质的交换、迁移和转化，能量、信息的传递等都发生了重大的变化

C. 次生环境比原生环境差

D. 人类活动时不重视物质、能量平衡，就会使次生环境的质量变劣

E. 大量砍伐森林等人类活动将使次生环境质量日趋恶化

5. 人类与环境之间，不断地进行物质和能量交换的方式是

  A. 新陈代谢   B. 生物转化   C. 生物富集

  D. 化学反应   E. 以上都不是

6. 大气中因含量增加可引起温室效应的气体是

  A. SO_2 B. CO C. CO_2

  D. NO_2 E. NO

7. 属于原生环境问题的是

  A. 地方病   B. 环境污染   C. 生态破坏

  D. 社会生活问题   E. 以上都不是

8. 属于次生环境问题的是

  A. 地方病   B. 自然灾害   C. 生态破坏

  D. 社会生活问题   E. 以上都不是

9. 对生态平衡描述错误的是

  A. 是生物生存、活动、繁衍得以正常进行的基础

  B. 人类的健康有赖于生态平衡

  C. 自然和人为因素均可影响生态平衡

  D. 生态平衡一旦形成，就不易破坏

  E. 人类必须与整个生态系统的其他部分和环节保持动态平衡

10. 英国地球化学家汉密尔顿分析了220名英国人血液与地壳中元素的含量，发现人体血液中与地壳中含量呈明显相关性的元素种类约为

  A. 20种   B. 30种   C. 40种

  D. 50种   E. 60种

11. 对环境污染描述错误的是

  A. 可由各种人为的或自然的原因引起

  B. 造成环境质量恶化，破坏了生态平衡

  C. 不会造成环境理化结构的改变

  D. 对人类健康可造成直接的、间接的或潜在的有害影响

  E. 严重的环境污染叫作公害

12. 以下不属于环境污染对人类健康造成的特异性损害的是

  A. 急性中毒   B. 致癌作用   C. 致畸作用

  D. 慢性中毒   E. 抵抗力下降

13. 酸雨是指降水的 pH 值

  A. <5.6 B. <6.6 C. <7.6

  D. $5.6\sim6.6$ E. $6.6\sim7.6$

14. 下列对酸雨危害的叙述中，**错误的**是
   A. 腐蚀建筑物
   B. 使水体酸化，水生生物生长受到影响
   C. 使土壤酸化，影响农作物生长
   D. 影响土壤中重金属的水溶性，使其不易向农作物中转移
   E. 破坏输水管网，使水质恶化

15. 环境污染对人类健康的非特异性损害**不包括**
   A. 常见病的发病率增加   B. 人体抵抗力下降   C. 肿瘤的发生率增加
   D. 多发病的发病率增加   E. 劳动能力降低

16. 下列**不属于**环境污染对人体健康影响的特点的是
   A. 广泛性   B. 长期性   C. 复杂性
   D. 多样性   E. 综合性

17. 近 20 年来，我国社会经济迅速发展，居民健康状况主要指标接近发达国家。目前，对我国人群健康影响最大的因素是
   A. 生物因素   B. 环境因素   C. 行为和生活方式
   D. 医疗卫生服务   E. 社会经济因素

18. 经济发展对健康的作用是
   A. 经济发展对健康起到促进作用
   B. 经济发展对健康起到阻碍作用
   C. 经济发展对健康既有促进作用，又有阻碍作用
   D. 促进发达国家的人群健康
   E. 经济通过文化教育作用于健康

19. 心身疾病的主要病因是
   A. 社会、心理因素   B. 职业有害因素   C. 环境污染
   D. 水体污染   E. 饮食不卫生

20. 影响人类健康的四大因素是
   A. 细菌、病毒、寄生虫和自身免疫
   B. 个人卫生、环境卫生、家庭和劳动卫生
   C. 公共场所卫生、饮食卫生、环境卫生和劳动卫生
   D. 自然环境、社会环境、家庭和公共场所
   E. 环境、生物、行为生活方式和卫生服务

A2 型题

21. 在阳光照射强烈的夏天，某交通繁忙的城市居民尤其是心脏病及肺部疾病病人，出现了不同程度的眼睛红肿、流泪、咽喉痛、喘息、咳嗽、呼吸困难、头痛、胸闷、心脏功能障碍等症状，你认为出现这些症状可能的原因是
   A. 某种传染病流行   B. 光化学烟雾   C. 煤烟型烟雾事件
   D. CO 急性中毒   E. 附近火山喷发烟雾

22. 人们在生产和生活过程中不断地向环境中排放成千上万种污染物，致使环境的质量不断发生变化，逐渐形成环境污染，对人群产生的健康危害为
   A. 慢性危害   B. 急性危害   C. 致畸

    D. 致突变   E. 致癌

23. 某生产氯气的工厂，由于管道的溢漏，致使当地主导风向下风侧居民出现头痛、头昏、恶心、呕吐等现象，此种情况应判断为

    A. 排放事故   B. 中毒危害   C. 大气污染事件

    D. 急性中毒   E. 亚慢性中毒

24. 1984 年印度博帕尔农药厂发生泄漏事件造成严重污染，导致数十万人中毒，数千人死亡，数万人失明，成为世界环境污染史上最严重的一次污染事件，此次泄漏的化学物是

    A. 有机磷   B. 氨基酸甲酯   C. 异氰酸甲酯

    D. 艾氏剂   E. 氯丹

25. 20 世纪 50 年代中期，日本熊本县水俣湾被石油化工厂废水污染，并通过水-鱼-人食物链在人体内蓄积，引起居民中大量出现以感觉障碍、共济运动失调、视野缩小、听力障碍、语言障碍、眼球运动异常为主要症状和体征的疾病，引起该病的污染物可能是（　　）

    A. 汞   B. 镉   C. 铅

    D. 砷   E. 铬

26. 20 世纪 60 年代初，震惊世界的反应停（thalidomide）事件造成 28 个国家地区中出生 8000 多个短肢畸形儿。此事件的发生，使医学界首次认识到对母体安全的化学药物不一定对胎儿安全，此后人们开始重视药物和其他化学物质的

    A. 慢性作用   B. 急性作用   C. 致畸作用

    D. 致癌作用   E. 致突变作用

A3 型题

（27～29 题共用题干）

1981—1990 年全球平均气温比 100 年前上升了 0.48℃。随着全球气候变暖，中国气温继续升高，2006 年全国年平均气温为 10.0℃，比常年同期偏高 1.0℃，为 1951 年以来最高值。

27. 全球变暖的主要原因是

    A. 太阳辐射的增强   B. 全球能源的增多   C. 温室效应的发生

    D. 火山爆发的影响   E. 臭氧层的破坏

28. 下列气体中，**不属于**温室效应相关气体的是

    A. CO_2 B. CH_4 C. N_2O

    D. CO E. CFC

29. **不属于**全球变暖产生的危害的是

    A. 促使海平面上升   B. 全球降水量发生变化

    C. 易于引起生物媒介传染病流行   D. 人群中过敏性疾病的发病率降低

    E. 暑热相关疾病的发病率增加

（30～31 题共用题干）

20 世纪 50 年代中期到 70 年代初期，日本富山神通川下游地区，因某锌冶炼厂排出废水，使水及水稻受到污染，造成居民中出现以骨骼系统病理改变为主的一系列疾病。

30. 该病可能是

A. 水俣病　　　　　　　B. 痛痛病　　　　　　　C. 地甲病

D. 克山病　　　　　　　E. 大骨关节病

31. 下列选项中, 可能引起该病的是

A. 铅　　　　　　　　　B. 铬　　　　　　　　　C. 镉

D. 锰　　　　　　　　　E. 锌

(32～33 题共用题干)

某男, 其行为表现为做事动作快, 总想在尽可能短的时间内完成尽可能多的工作, 说话大声并具暴发性, 喜欢竞争, 对人常常不耐烦, 怀有潜在的敌意和戒心。

32. 该男子的行为属于

A. C 型行为　　　　　　B. A 型行为　　　　　　C. B 型行为

D. D 型行为　　　　　　E. E 型行为

33. 该男子较别人更容易患

A. 冠心病　　　　　　　B. 糖尿病　　　　　　　C. 关节炎

D. 耳聋　　　　　　　　E. 胃癌

(34～35 题共用题干)

某妇女, 核心行为表现为情绪好压抑, 性格好自我克制, 表面上处处依顺、谦和善忍, 回避矛盾, 内心却是强压怒火, 爱生闷气。

34. 该妇女的行为属于

A. C 型行为　　　　　　B. 预防性行为　　　　　C. B 型行为

D. D 型行为　　　　　　E. E 型行为

35. 该妇女比其他妇女更容易患

A. 冠心病　　　　　　　B. 胃溃疡　　　　　　　C. 宫颈癌

D. 糖尿病　　　　　　　E. 不孕症

(二) 名词解释

1. 环境

2. 生态系统

3. 生态平衡

4. 环境污染

5. 生活事件

(三) 简答题

1. 简述环境污染对人体健康影响的特点。

2. 简述环境污染物的种类与来源。

3. 简述社会制度对健康的影响。

(四) 思考题

1. 下图为一个池塘的生态系统, 池塘内有水草、浮萍、鱼、虾等生物。

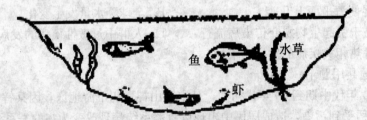

(1) 在此生态系统中, 生产者、消费者分别包括哪些生物?

（2）鱼进行生命活动所需的能量最终来源于什么？

（3）如向池塘中投放一些黑鱼（肉食性），则池塘中小鱼的数量将会发生什么变化？

（4）一段时间后，该池塘中各种生物的数量又会处于相对稳定状态，这说明生态系统具有什么能力？

2. 1984 年 12 月 3 日凌晨，位于印度中央邦首府博帕尔市的农药厂发生甲基异氰酸酯（MIC）储罐泄漏，近 40 吨 MIC 及其反应物从博帕尔农药厂冲向天空，顺着每小时 4 海里的西北风向东南方向的市区飘去。霎时间，毒气弥漫，覆盖了 25 英里的市区范围。比重超过空气的高温 MIC 蒸汽迅速凝结成雾状，贴近地面飘逸，迅猛吞噬人、畜的生命。数十万人在茫茫的黑夜中奔逃，咳嗽声、呼喊声、哭叫声响成一片。博帕尔市顿时成了一座恐怖之城。天亮后，看到的是完好的房屋及满街人、畜及飞鸟的尸体。

本次事件造成流产和死产 122 例，77 名新生儿出生后不久死去，9 名婴儿畸形。当时有 2000 多名博帕尔贫民区居民即时丧命，后来又有 20 000 人死于这次灾难，很多博帕尔居民导致永久残废，当地居民的患癌率及儿童夭折率远比其他印度城市高。

（1）环境污染对健康有哪些危害？

（2）环境污染对健康的影响有何特点？

（3）应如何预防和控制环境污染？

（4）该次事故给我们哪些启示？

3. 近几年来，西北某村大约有 200 名小孩都不同程度地出现了厌食、呕吐等症状。2005 年 10 月，村里的 50 个孩子做了化验。结果显示这 50 名孩子的血铅均超标。村民们说，祸患来源于村中的两座铅锌厂，它们带来的污染还威胁到该地区数十万居民的生活用水。

（1）中毒事件可否避免？其深层次的原因是什么？

（2）该事件对我们有什么启示？

（3）通过本案例，如何理解健康与社会经济可持续发展之间的关系？

4. 小王今年 32 岁，性格好强，是一家公司的业务经理。因工作需要，经常陪客户喝酒。2 年前，一次应酬后大醉住进了医院，诊断为酒精性脂肪肝，医生告诫要戒酒，否则后果不堪设想！小王在家休养 1 个月，这个月他没喝酒。

休养结束后，面对客户，他将医生的告诫抛到九霄云外，又端起酒杯，妻子苦口相劝，他当耳旁风，有时还恶言相对。不幸被医生言中，1 年后，小王因醉酒再次住进了医院，诊断为酒精性肝硬化，并发腹水。身体每况愈下，治疗费用昂贵，公司将他辞退。小王后悔了！

（1）酗酒对健康有什么危害？

（2）小王为什么会患病？

（3）怎样才能避免像小王这样悲剧的发生？

第三章 社区护理中常用的流行病学方法与评价指标

【学习要点】
社区护理的对象是社区人群,在社区护理工作中,为了解社区居民疾病或健康状况的分布,需要应用流行病学方法对社区居民的疾病或健康状况进行调查和分析。

第一节 社区护理中常用的流行病学方法

一、流行病学概述

流行病学是研究人群中疾病与健康状况的分布及其影响因素,并研究防治疾病及促进健康的策略和措施的科学。流行病学是公共卫生和预防医学领域的一门重要的实用性学科。

流行病学的特征:①群体特征;②比较特征;③概率论特征;④病因多因观特征;⑤预防为主特征;⑥社会心理特征;⑦发展特征。

流行病学在社区护理中的应用:①社区护理评估和诊断。②社区高危人群的筛查。③社区护理干预措施的评价。

二、疾病发生的要素与分布

任何疾病在人群中的发生都是由致病因子、宿主和环境三个要素所决定。三个要素同时存在,缺一不可,病因和宿主处于环境中,三者相互制约,在一定条件下,平衡失调就可能发生疾病。

致病因子包括生物性、物理性、化学性的各种致病因子。宿主有多种特征与疾病有关,如遗传特征、生理特征、行为特征、心理特征等。环境包括自然环境和社会环境,两者对疾病的发生与否具有重要影响。

疾病的分布是指通过观察疾病在人群中的发生、发展和消退,描述疾病在不同时间、不同地区和不同人群中的频率与分布的现象,在流行病学中称为疾病的"三间分布"。研究疾病的分布是描述性流行病学的主要内容,是流行病学研究工作的起点,为进一步探讨病因和影响因素提供重要线索。

1. 疾病的流行强度 是指某种疾病在一定时间内某人群中发病数量的变化及其病例间的联系程度。常用散发、暴发、流行、大流行等来表示。

2. 疾病分布的形式

（1）疾病的人群分布：疾病发生的原因与年龄、性别、职业、民族、宗教信仰、人口流动、婚姻等有关。不同疾病在某一属性上有其分布特点。

（2）疾病的时间分布：研究疾病的时间分布和变化，有助于探索病因，判断流行因素，预测疾病的发展趋势和评价防治措施效果。疾病的时间分布形式包括：①短期波动；②季节性；③周期性；④长期趋势（长期变异、长期变动）。

（3）疾病的地区分布：疾病的发生受人们居住地区自然环境和社会环境的影响。由于周围的环境条件不同，反映出致病因子在这些地区的作用不同。了解疾病的不同地区分布，有助于为探讨病因提供线索及拟订防治策略，以便能有效地控制与消灭疾病。

疾病的地区分布特点表现为：①疾病在国家间与国家内的分布有所不同。②疾病的城乡分布存在差异。③疾病的地区聚集性。④地方性疾病。

（4）疾病的人群、地区、时间分布的综合描述：在疾病流行病学研究和实践中，常常需要综合地分析其在人群、地区和时间的分布情况，只有这样才能全面获取有关病因线索和流行因素的丰富信息，有利于提出病因假设。移民流行病学是这种综合描述的典型。

三、流行病学方法

（一）描述性研究

描述性研究又称描述性流行病学，是指根据日常记录资料或通过专门调查所得的资料，包括实验室检查结果，按不同地区、不同时间及不同人群特征分组，描述人群中疾病或健康状态或暴露因素的分布情况，在此基础上进行对比分析，获得疾病分布的"三间"特征，进而提出病因假设和线索。现况研究是描述性研究中最重要、最常用的调查方法。

现况研究亦称为横断面调查，是按照事先设计的要求在某一人群中应用普查和抽样调查的方法收集特定时间内有关因素与疾病或健康状态的资料，以描述当前疾病或健康状态的分布及观察某些因素与疾病或健康状态之间的关联。现况研究的类型包括普查、抽样调查、筛检。

1. 普查　指在特定时点将特定范围内的全部人群（统计学中称为总体）均列为研究对象的调查。普查的目的主要包括：①早期发现、早期诊断和早期治疗病人，如妇女的乳腺癌普查。②了解疾病的基本分布情况。③了解某地区居民的健康水平。④了解人体生理生化指标的正常值范围。

2. 抽样调查　从总体人群中随机抽取有代表性的一部分个体（统计学中称为样本）进行调查，根据样本的统计量估计总体人群的疾病或健康状况的一种研究方法。常见的抽样方法有：①单纯随机抽样；②系统抽样；③分层抽样；④整群抽样。⑤多级抽样。

3. 筛检　是运用快速简便的实验检查或其他手段，从表面健康的人群中发现那些未被识别的可疑病人或有缺陷者。筛检的主要目的：①筛检可帮助实现疾病的早发现、早诊断、早治疗。如对孕妇进行糖尿病筛检，以便及时发现和控制妊娠期糖尿病，以利于孕妇及胎儿健康。②筛检可用于发现人群中的高危个体。

（二）分析性研究

分析性研究分为病例对照研究和队列研究两类。

1. 病例对照研究　又称为回顾性研究，其基本原理是选择已确诊的、患有特定疾病的病人作为病例组，选择未患该病但与病例具有可比性的个体作为对照组，调查既往各种可能的危险因素暴露史，比较病例组与对照组中各因素的暴露比例，经统计学检验，若两组差别有显著意义，则可认为暴露因素与疾病之间存在着统计学上的联系。病例对照研究是一种从"果"到"因"的研究方法，是在疾病发生之后去追溯假定的病因因素。

2. 队列研究　也称前瞻性研究，按照研究开始时人群是否暴露于某因素，将人群分为暴露组和非暴露组，随访观察一定的时期，收集两组所研究疾病的发病或死亡情况，计算和比较暴露组和非暴露组的发病率或死亡率。如果所研究疾病的发病率暴露组显著高于非暴露组，则认为该暴露因素与该疾病存在病因联系。队列研究是由"因"及"果"的研究方法，即先确知其因，再纵向前瞻观察而究其果。该方法在研究疾病与暴露因素的关系时，是从暴露入手进行随访观察，能确切掌握暴露因素的作用及疾病的发生情况，暴露因素与疾病的时间顺序清晰，能确认两者之间的因果关系。

（三）实验性研究

实验性研究又称流行病学实验，基本原理是按随机分配的原则，将研究对象分为两组，人为地给一组某种干预（如某种措施或新药），作为实验组，另一组不给这种干预或给予安慰剂，作为对照组，然后随访观察一定时间，比较两组的发病率或死亡率等指标，以判断这种干预的作用。

根据受试对象，实验性研究分为：①临床试验；②现场试验；③社区试验。

第二节　社区护理中常用的评价指标

一、社区居民健康状况评价指标

（一）人口统计学指标

1. 人口总数　指一个国家或地区在某一特定时间的人口数。一般采用一年的中点即7月1日零时为标准时刻来统计人口数；也可用相邻两年年末（12月31日）人口数的平均值计算年平均人口数。

2. 人口年龄、性别构成统计指标　①负担系数：少儿负担系数、老年负担系数；②老少比；③性别比。

（二）生命统计指标

1. 出生率　表示某地某年平均每千人口中的出生（活产）人数，是反映一个国家或地区人口生育水平的基本指标。

2. 死亡率　表示在一定期间内，在一定人群中，死于某病（或死于所有原因）的频率。

3. 病死率　表示一定时期内，患某病的全部病人中因该病死亡者的比例。

4. 死因构成比　是某类死因的死亡数占总死亡数的百分比，说明各种死因的相对重要性，可用以分析何种疾病是造成当地居民死亡的主要原因。

（三）疾病统计指标

1. 发病率　发病率表示在一定期内（一般为一年）一定人群中某病新发病例出现的频率。

2. 罹患率　是测量人群中某病新病例发生频率的指标，通常指在某一局部范围短时间内的发病率。其计算公式与发病率相同，但它的观察时间较短，可以日、周、旬、月为

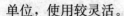

单位，使用较灵活。

3. 患病率 也称现患率或流行率。是指某特定时间内一定人群中，患有某病（新、旧病例）所占的比例。患病率通常用来表示病程较长的慢性病的发生或流行情况。

4. 感染率 是指在某个时间内受检查的人群中，某病现有感染者人数所占的比例。其性质与患病率相似。

5. 生存率 又称存活率，是指在接受某种治疗的病人或患某病的人群中，经若干年随访（通常为1、3、5年）后，尚存活的病人数所占的比例。

二、社区卫生服务评价指标

（一）基本医疗卫生服务指标

基本医疗卫生服务指标：有效率、治愈率、病床使用率、出入院诊断符合率、现场无菌操作考核合格率、抗生素处方比例、静脉点滴处方比例。

（二）公共卫生服务指标

1. 居民健康档案管理评价指标 健康档案建档率、电子健康档案建档率、健康档案合格率、健康档案使用率。

2. 健康教育效果评价指标 卫生知识及格率、卫生知识过标率、对戒烟的支持率、不良行为或习惯转变率、健康教育覆盖率。

3. 预防接种评价指标 建证率、某种疫苗接种率、接种保护率、接种后抗体阳转率、接种异常反应率。

4. 慢性病病人健康管理评价指标

（1）高血压病人的健康管理评价指标：高血压病人健康管理率、高血压病人规范管理率、管理人群血压控制率。

（2）糖尿病病人的健康管理评价指标：糖尿病病人健康管理率、糖尿病病人规范管理率、管理人群血糖控制率。

（3）重性精神疾病病人的健康管理评价指标：重性精神疾病病人管理率、重性精神疾病病人规范管理率、重性精神疾病病人稳定率。

5. 重点人群保健评价指标

（1）儿童、婴幼儿保健评价指标：新生儿访视率、儿童健康管理率、儿童系统管理率。

（2）孕产妇保健评价指标：早孕建册率、孕妇健康管理率、产妇访视率。

（3）老年人保健评价指标：老年人健康管理率、健康体检表完整率。

6. 残疾人康复管理评价指标：残疾患病率、残疾人康复服务建档率、残疾人康复服务覆盖率。

7. 传染病报告、卫生应急管理和卫生监督评价指标 传染病疫情报告率、传染病疫情报告及时率、突发公共卫生事件相关信息报告率、卫生监督协管信息报告率。

8. 计划生育技术指导评价指标 计划生育率、晚婚率、晚育率、综合避孕率、人工流产率、剖宫产率。

（张中平）

【思考与练习】

（一）选择题

A1 型题

1. 流行病学研究方法的核心是
    A. 统计分析　　　　　　B. 对比分析　　　　　　C. 普查
    D. 抽样调查　　　　　　E. 人群筛查

2. 流行病学中的群体是指
    A. 有典型症状的病人　　　　　　B. 无症状的健康人
    C. 在一定范围内的人群　　　　　　D. 传染病病人
    E. 病原携带者

3. 流行病学分析性研究中，由"因"及"果"的研究方法是
    A. 现况调查　　　　　　B. 病例对照研究　　　　　　C. 队列研究
    D. 实验性研究　　　　　　E. 社区实验研究

4. 疾病发生的三要素是指
    A. 致病因子、宿主、环境　　　　　　B. 传染源、宿主、环境
    C. 传染源、传播途径、易感人群　　　　D. 传染源、传播途径、传播机制
    E. 生物环境、物理环境、社会环境

5. 反映疾病流行强度的指标有
    A. 散发、流行和暴发　　　　　　B. 季节性、散发和周期性
    C. 长期趋势、短期波动和周期性　　D. 长期趋势、流行和暴发
    E. 散发、暴发和长期趋势

6. 疾病的三间分布是指
    A. 时间分布、年龄分布和职业分布　　B. 人群分布、地区分布和季节分布
    C. 时间分布、人群分布、地区分布　　D. 短期波动、长期趋势和周期性
    E. 职业分布、年龄分布和性别分布

7. 为了调查初中生近视情况，将全市中学按照学校等级（省重点、市重点和普通学校）分成好、中、差三层，每层抽出若干学校。将抽到的学校按年级分成三层，每个年级抽取若干班，对抽到班级的全体学生进行调查和检查。这种抽样方法称为
    A. 系统抽样　　　　　　B. 整群抽样　　　　　　C. 分层抽样
    D. 单纯随机抽样　　　　E. 多级抽样

8. 下列关于筛检的说法中，正确的是
    A. 从有病的人群中确诊病人
    B. 是一种诊断方法
    C. 从无病的人群中找出病人
    D. 筛检阳性的人不需要再确诊
    E. 从表面健康的人群中查出某病的可疑病人

9. 死亡率是指
    A. 某人群在一定期间内的总死亡人数与该人群同期平均人口数之比
    B. 某人群在一定期间内的总死亡人数与该人群同期暴露人口数之比

C. 某人群在一定期间内的总死亡人数与该人群同期患病人口数之比

D. 某人群在一定期间内的总死亡人数与该人群同期发病人口数之比

E. 某人群在一定期间内的总死亡人数与该人群同期期末人口数之比

10. 周期性的正确解释是

A. 疾病依规律性的时间间隔发生流行

B. 疾病突然升高的现象

C. 疾病发病率超过一般水平

D. 疾病发病率保持在一般水平

E. 以上都不是

11. 根据现况调查资料可计算出

A. 发病率   B. 患病率   C. 死亡率

D. 治愈率   E. 病死率

12. 预防接种的流行病学效果评价指标是

A. 患病率   B. 死亡率   C. 病死率

D. 保护率   E. 发病率

13. 疾病发生的基本条件是

A. 机体抵抗力下降

B. 环境中有大量的病原体存在

C. 人群中营养状况普遍不良

D. 致病因素与宿主同时存在

E. 致病因子、宿主和环境相互作用失去平衡

14. 真正的普查是指

A. 对某人群的系统追踪观察   B. 对某人群中的部分人进行调查

C. 对某人群中某事件的完全调查   D. 以发现隐性感染为目的的调查

E. 对某人群的大部分人进行筛查

15. 对于单纯随机抽样的特点，描述错误的是

A. 方法简便易行

B. 每个抽样单位有同等的机会被抽中

C. 样本代表性较差

D. 要求每隔一定数量单位抽一个样本

E. 不适于抽样范围及工作量大的研究

16. 下列不属于单纯随机抽样的方法是

A. 随机数字表法   B. 分层法   C. 抽签法

D. 抓阄法   E. 摸球法

17. 发病率的计算公式中分子是

A. 同期暴露人口数   B. 同期平均人口数   C. 受检人数

D. 新旧病例数   E. 新发病例数

18. 不属于预防接种的评价指标的是

A. 建证率   B. 接种率   C. 抗体阳转率

D. 过关率   E. 保护率

19. 以下关于重性精神疾病病人管理率的描述中，正确的是

    A. $\dfrac{\text{所有登记在册的确诊重性精神疾病病人数}}{\text{辖区内 15 岁及以上人口重性精神疾病病人数}} \times 100\%$

    B. $\dfrac{\text{规范管理的重性精神疾病患者数}}{\text{辖区总人口数}} \times 100\%$

    C. $\dfrac{\text{所有登记的确诊重性精神疾病患者数}}{\text{辖区内 15 岁以上人口数}} \times 100\%$

    D. $\dfrac{\text{规范管理的重性精神疾病患者数}}{\text{辖区总人口数}} \times 100\%$

    E. $\dfrac{\text{最近一次随访时分类为病情稳定的病人数}}{\text{所有登记在册的确诊重性精神疾病病人数}} \times 100\%$

20. **不属于**建立居民健康档案的重点人群的是

    A. 婴幼儿   B. 儿童   C. 青年人

    D. 孕产妇   E. 老年人

A2 型题

21. 某地流感暴发，经调查当地 3789 人中 837 人患有流感，病人中有 14 人 1 个月前曾患过感冒，计算得 837/3798＝22.1‰，这个率应该是

    A. 阳转率   B. 患病率   C. 罹患率

    D. 续发率   E. 感染率

22. 某学校共有学生 1500 名，为调查该校学生的近视率，现欲随机抽取 150 名学生为样本进行调查。若随机确定某一学号为起点，每隔 10 个学号抽 1 名，共抽 150 名学生组成样本，这种抽样方法为

    A. 分层抽样   B. 系统抽样   C. 整群抽样

    D. 简单抽样   E. 多级抽样

A3 型题

(23～25 题共用题干)

某县有 10 万人口，2002 年患肺结核 300 人。2002 年因各种疾病死亡 1000 人，其中有 60 人死于肺结核。

23. 该县 2002 年总死亡率为

    A. 300/10 万   B. 60/1000   C. 60/10 万

    D. 1000/10 万   E. 资料不足，不能计算

24. 根据上述资料，结核的病死率为

    A. 60/300   B. 60/1000   C. 60/10 万

    D. 300/10 万   E. 资料不足，不能计算

25. 2002 年该县肺结核的患病率为

    A. 60/1000   B. 300/10 万   C. 60/10 万

    D. 1000/10 万   E. 资料不足，不能计算

(二) 名词解释

1. 暴发   4. 季节性

2. 流行   5. 发病率

3. 疾病的"三间分布"   6. 筛检

（三）简答题

1. 简述流行病学的特征。

2. 简述普查的概念及目的。

3. 简述实验性研究的基本原理及种类。

（四）计算题

某社区人口 78 566 人，2002 年进行周期性健康检查时诊断为高血压病 632 人，其中 225 人是这次检查中新发现的病人。请计算该社区高血压的患病率和发病率。

第四章　居民健康档案

健康档案是医疗卫生机构为城乡居民提供医疗卫生服务过程中的规范记录，是以居民个人健康为核心、贯穿整个生命过程、涵盖各种健康相关因素的系统化文件。居民健康档案是居民享有均等化公共卫生服务的重要体现，是医疗卫生机构为居民提供高质量医疗卫生服务的有效工具，是各级政府及卫生行政部门制定卫生政策的参考依据。

第一节　建立居民健康档案的目的与作用

一、建立居民健康档案的目的

通过居民健康档案，社区医护人员能较全面地了解社区居民的健康状况、社区家庭问题以及社区卫生资源的利用状况，有针对性地提供社区卫生服务。

二、建立居民健康档案的作用

建立居民健康档案的作用：①为制定卫生政策提供依据。②为解决社区居民健康问题提供依据。③为评价社区卫生服务质量和技术水平提供依据。④为司法工作提供参考依据。⑤为护理教学与科研提供信息资料。

第二节　居民健康档案的类型与内容

一、居民健康档案的类型

居民健康档案分为个人健康档案、家庭健康档案和社区健康档案，其中个人健康档案是主体，在社区卫生服务中使用频率最高。

二、居民健康档案的内容

1. 个人健康档案的内容　记录与居民个人健康有关的基本信息及卫生服务信息的系统性资料。包括：①居民健康档案封面：由社区建档人员统一填写。②个人基本信息：社区居民首次建立健康档案时填写，一般通过入户调查获得。由基本信息、基本健康信息组成。③健康体检记录：社区居民首次建立健康档案时填写，一般通过免费体检获得。老年人及高血压、2 型糖尿病、重性精神疾病等病人的年度健康检查也需要进行体检后填写，涉及一般状况、生活方式、医学相关检查、中医体质辨识、健康问题等。④重点人群健康管理记录：包括0～6岁儿童、孕产妇、老年人及慢性病、重性精神疾病病人等各类重点人群的健康管理记录。⑤其他医疗卫生服务记录：包括接诊记录、会诊记录、转诊记录等。其中接诊记录表一律采用"S-O-A-P"形式进行描述，由接诊医生填写，S指就诊者的主观资料，O指就诊者的客观资料，A指对健康问题的评估，P指根据评估结果制订的处理计划。⑥居民健康档案信息卡：供社区居民复诊、随访时使用，由责任医生在建档时填写并发放。填写内容应与健康档案对应项目的内容一致。具体要求参考《国家基本公共卫生服务规范（2011年版）》。

2. 家庭健康档案的内容 以家庭为单位，记录与居民健康有关的各种家庭因素及家庭健康问题的系统性资料，体现了社区卫生服务以家庭为单位照顾的专业特色。包括：①家庭基本资料：家庭基本信息、家庭环境状况、家庭经济状况、各家庭成员基本情况等。②家庭评估资料：常用的家庭评估工具有家系图、家庭圈、家庭关怀度指数等。③家庭主要健康问题目录及问题描述：仍然运用POMR中的"S-O-A-P"形式进行描述。④家庭成员健康资料：内容同个人健康档案。

3. 社区健康档案的内容 以社区为范围，记录和反映社区健康问题、评估社区特征以及健康需求的系统性资料。一般包括：①社区基本资料：社区的自然环境、社会环境、经济水平、组织机构等。②社区卫生服务资源：社区卫生服务机构、社区卫生人力资源等。③社区卫生服务状况：门诊服务、住院服务、转会诊服务、家庭服务等。④社区居民健康状况：社区人口学资料、社区居民患病资料、社区居民死亡资料、社区居民健康危险因素评估资料等。

第三节 居民健康档案的建立、管理与使用

一、居民健康档案的建立

1. 建档对象 居民个人健康档案的建立要遵循自愿与引导相结合的原则，建档对象为辖区内常住居民，包括居住半年以上的户籍及非户籍居民，以0～6岁儿童、孕产妇、老年人、慢性病病人和重性精神疾病病人等人群为重点。

2. 建档方式 一是辖区居民到乡镇卫生院、村卫生室、社区卫生服务中心（站）接受服务时，由医务人员负责为其建立居民健康档案。二是通过入户服务（调查）、疾病筛查、健康体检等多种方式，由乡镇卫生院、村卫生室、社区卫生服务中心（站）组织医务人员为居民建立健康档案。

已建立居民电子健康档案信息系统的地区，由乡镇卫生院、村卫生室、社区卫生服务中心（站）通过上述方式，为个人建立居民电子健康档案，并发放国家统一标准的医疗保健卡。

二、居民健康档案的管理与使用

1. 居民健康档案的管理 按《国家基本公共卫生服务规范（2011年版）》实施规范化管理。包括：①统一存放：应当统一存放于城乡基层医疗卫生机构。设立档案室，由专人负责保管。档案室（或档案柜）需防尘、防火。档案袋应标记编号或颜色。②终身保存：

一经建立，要终身保存。③定期更新整理：每次医疗服务后或每年年底应及时记录、补充和完善健康档案。电子健康档案也需一并补充及更新。④遵守档案安全制度：不得造成健康档案的损毁、丢失，不得擅自泄露健康档案中的居民个人信息以及涉及居民健康的隐私信息。居民健康档案一般不得转让、出卖或用于商业目的。⑤档案信息电子化：逐步推进建立标准化电子健康档案，要逐步与其他信息系统互联互通，实现信息资源共享，建立起以居民健康档案为基础的区域卫生信息平台。

2. **居民健康档案的使用** ①到机构就诊：居民应出示居民个人健康档案信息卡；接诊医生通过阅读健康档案快速熟悉就诊者基本情况，服务后及时更新、补充相应记录内容。②开展入户服务或随访重点管理人群：需填写相关重点人群管理记录表，并进行下次随访预约，服务后及时更新、补充相应记录内容。③转、会诊服务：遇到需要转会诊的病人，接诊医生应同时填写转、会诊记录表与住院记录。④周期性健康检查：服务对象健康档案的调取与居民复诊或随访时相同。

（张　俊）

【思考与练习】

（一）**选择题**

A1 型题

1. 下列有关建立居民健康档案的作用中，**错误的**是
    A. 为解决社区居民健康问题提供依据
    B. 不能作为司法工作的参考依据
    C. 为护理教学与科研提供信息资料
    D. 为制定卫生政策提供依据
    E. 为评价社区卫生服务质量提供依据

2. 个人健康档案的内容**不包括**
    A. 重点人群健康管理记录　　　　B. 个人基本信息
    C. 社区居民健康状况　　　　　　D. 接诊、转会诊记录
    E. 健康体检记录

3. 属于个人基本情况的基础信息的是
    A. 既往史　　　　　　B. 家族史　　　　　　C. 遗传病史
    D. 药物过敏史　　　　E. 血型、职业

4. 有关健康体检记录的描述**错误的**是
    A. 社区居民首次建立居民健康档案时填写，一般免费体检获得
    B. 内容包括一般状况、生活方式、医学相关检查、健康问题等
    C. 高血压、2 型糖尿病、重性精神疾病等病人年度健康检查需要进行体检后填写
    D. 中医体质辨识由有条件的基层医疗卫生机构中医医务人员或经过培训的其他医务人员填写
    E. 0～6 岁儿童的年度健康检查需要进行体检后填写

5. 健康体检记录**不包括**
    A. 医学相关检查　　　　　　　　B. 预防接种卡

C. 健康评价、用药情况、健康指导　　D. 一般状况

E. 生活方式

6. 健康档案管理的重点人群**不包括**

A. 0~6 岁儿童　　　　　　　　　　B. 孕产妇

C. 老年人　　　　　　　　　　　　D. 健康成年男性

E. 慢性病及重性精神疾病病人

7. 个人健康问题 POMR 记录方式代表

A. 以问题为导向的病历记录　　　　B. 以疾病为导向的病历记录

C. 以病人主诉为导向的病历记录　　D. 以症状为导向的病历记录

E. 以护理为导向的病历记录

8. 家庭健康档案的内容**不包括**

A. 家庭基本资料

B. 家庭评估资料

C. 家庭主要健康问题目录及问题描述

D. 家庭成员健康资料

E. 社区卫生服务状况

9. **不属于**居民健康档案的建档对象的是

A. 为辖区内的常住居民

B. 包括居住 3 个月以上的户籍居民及非户籍居民

C. 包括居住半年以上的户籍居民

D. 包括居住半年以上的非户籍居民

E. 以 0~6 岁儿童、孕产妇、老年人、慢性病和重性精神疾病病人等人群为重点

10. 居民健康档案的建档方式**不正确**的是

A. 辖区居民到乡镇卫生院、村卫生室、社区卫生服务中心（站）接受服务时，由医务人员为其建立

B. 通过入户服务等方式，由乡镇卫生院、村卫生室、社区卫生服务中心（站）组织医务人员为其建立

C. 通过电话询问等方式，由乡镇卫生院、村卫生室、社区卫生服务中心（站）组织医务人员为其建立

D. 通过健康体检等方式，由乡镇卫生院、村卫生室、社区卫生服务中心（站）组织医务人员为其建立

E. 通过疾病筛查等方式，由乡镇卫生院、村卫生室、社区卫生服务中心（站）组织医务人员为其建立

11. 有关居民健康档案的管理**不正确**的描述是

A. 逐步推进建立标准化电子健康档案

B. 居民健康档案建立后，应定期更新整理

C. 居民健康档案建立后，要为居民保存至少 10 年

D. 健康档案统一存放于城乡基层医疗卫生机构，由专人负责保管

E. 遵守档案安全制度，不得擅自泄露健康档案中的居民个人信息

12. 居民健康档案需统一存放，以下说法**不正确**的是

A. 应设立档案室，由专人负责保管

B. 一般以家庭为单位装入健康档案袋

C. 每次使用后需准确归位，确保档案整齐有序

D. 档案袋应标记颜色以便调阅，如红色代表糖尿病病人健康档案

E. 档案室或档案柜需防火防尘

13. 高血压病人健康档案的档案袋颜色是

A. 红色   B. 黄色   C. 橙色

D. 蓝色   E. 绿色

B型题

接诊记录表一律采用"S-O-A-P"形式进行描述。

A. 就诊者的客观资料   B. 就诊者的主观资料

C. 根据评估结果制订的处理计划   D. 对健康问题的评估

E. 对健康问题的评价

14. "S-O-A-P"形式中的"S"是指

15. "S-O-A-P"形式中的"O"是指

16. "S-O-A-P"形式中的"A"是指

17. "S-O-A-P"形式中的"P"是指

（二）名词解释

健康档案

（三）简答题

1. 简述建立居民健康档案的作用。

2. 简述社区健康档案的内容。

（四）思考题

1. 近日，某社区卫生服务中心组织医护人员到社区入户为辖区内常住居民进行摸底登记，以便建立居民健康档案。该社区卫生服务中心要求他们统一着装，佩戴工作牌。请问：

（1）建立社区居民健康档案的方法有哪几种？

（2）社区医护人员为何要统一着装、佩戴工作牌？

（3）入户调查建档有什么优、缺点？

2. 黄先生，55岁，患高血压6年。今日晕倒摔伤腿部，前往社区卫生服务中心就诊。接诊医生小邓调阅黄先生的健康档案后，为其测量血压：150/105mmHg，并仔细询问近期服药、睡眠等情况。小邓告诉黄先生："您的血压控制不理想，导致头晕摔倒。"小邓为黄先生处理好伤口，并交代好高血压的注意事项，黄先生满意地离开了。请问：

（1）建立居民健康档案有什么好处？

（2）黄先生离开后，接诊医生小邓还需完成什么工作？

第五章 社区家庭护理

【学习要点】

家庭是个人生活的场所,也是连接个人与社区的纽带。家庭对个人的性格、行为习惯、价值观以及解决问题的方式等都会产生巨大的影响,而个人的健康状况又与家庭密切相关。家庭是构成社区的基本单位,家庭的健康状况直接影响社区的整体健康水平。社区家庭护理主要包括家庭与健康、家庭健康评估、家庭护理及家庭护理形式等内容。

第一节 家庭与健康

一、家庭概述

1. **家庭的概念** 家庭的概念受不同历史环境和民族文化思想的影响,不同的社会时代、国家、民族对家庭也有不同的认识,主要有狭义和广义之分。狭义的家庭即传统意义上的家庭,是指具有法定婚姻、血缘或领养关系的人们组成的长期共同生活的群体。广义的家庭即现代意义上的家庭,是指一个或具有血缘、婚姻、情感、供养的永久关系的多个人组成的共同和彼此依赖的场所。

2. **家庭的结构** 家庭结构是指构成家庭单位的成员以及各个成员之间的关系,主要包括外部结构和内部结构。

(1) 家庭的外部结构:即家庭的类型,主要指家庭的人口结构。我国常见的家庭类型有:①核心家庭;②主干家庭;③联合家庭;④单亲家庭;⑤特殊家庭。

(2) 家庭的内部结构:主要包括家庭的权力结构、沟通结构、角色结构和价值观结构。其中权力结构分为传统权威型、工具权威型、分享权威型和情感权威型。

3. **家庭的功能** 是指家庭本身所固有的作用和性能。其主要功能是满足家庭成员在生理、心理及社会各个层次的需求。其功能包括情感满足功能、生育和性需求功能、抚养与赡养功能、社会化功能、健康照顾功能和经济支持功能。

4. **家庭生活周期** 是指家庭遵循社会与自然的规律所经历的产生、发展和消亡的过程。家庭生活周期一般是从夫妻组建家庭开始,到孩子出生、成长、工作、结婚、独立组建新的家庭、夫妻退休、相继去世。杜瓦尔(Duvall)认为家庭生活周期分为八个阶段,每个阶段都有特定的、不同的角色和责任。

二、家庭与健康的关系

1. **健康家庭的概念** 指家庭中每一个成员都能感受到家庭的凝聚力,能够提供足够支持身心的内部和外部资源的家庭。它能够满足和承担个体的成长，维系个体面对生活中各种挑战的需要。

2. 健康家庭的特征　①健康的生活方式和行为习惯。②有利于家庭成员成长的环境与氛围。③家庭成员之间沟通无限。④有积极应对问题的态度。⑤适时调整的角色关系。⑥与外界保持密切的联系。

3. 家庭对健康与疾病的影响　①对遗传的影响。②对儿童发育的影响。③对疾病的影响。④对就医行为和生活方式的影响。

第二节　家庭健康评估

一、评估内容

1. 个体需求评估　家庭健康评估主要收集护理对象现存的或潜在的健康问题的资料，评估内容随着个体成长阶段和健康状态的不同而有所改变，主要包括生理健康、心理精神状况等重点资料的评估。针对家庭中患病成员，还要评估疾病的种类、预后状况的推测、日常生活能力、自理能力的影响程度、家庭角色履行情况及患病带来的经济负担等。

2. 家庭单位的评估　①家庭一般资料的评估：评估家庭名称、地址、家庭经济状况、家庭成员的基本情况、家庭价值观及宗教信仰等。②家庭结构的评估：评估家庭的权力结构、沟通结构、角色结构和价值观结构。③家庭功能的评估：评估家庭的情感、生育、抚养与赡养、社会化、健康照顾和经济支持等功能。④家庭生活周期的评估：评估家庭目前的发展阶段、发展阶段中的任务以及任务履行情况。⑤家庭环境的评估：评估家庭的地理位置、周边环境、居家条件、邻里关系、社区服务状况等。

二、评估工具

家庭结构图又称家系图，是用一些专用符号来描述家庭结构、家庭关系、家庭成员及健康状况、家庭病史及家庭重要事件的图示。

家庭关怀度指数是运用家庭功能评估表来检测家庭功能的问卷。

第三节　家　庭　护　理

一、家庭护理的概念

家庭护理是以家庭为照顾单位，以家庭成员为护理对象，运用护理程序，使家庭和家庭成员达到最佳健康水平而进行的一系列护理实践活动，目的是维持和提高家庭的健康水平和自我保健功能。

二、家庭护理的作用

家庭护理的作用：①提供连续性的医疗照护。②降低出院病人再住院率或急诊的就诊频率。③提高病人的生活质量和鼓励病人学习自我照顾的方法。④减少病人及其家属往返医院奔波之苦，减轻家庭的经济负担。⑤缩短病人住院天数，增加医院床位的周转率。

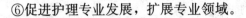

⑥促进护理专业发展，扩展专业领域。

三、家庭护理的内容

家庭护理的主要内容：①建立良好的人际关系。②提高心理和社会适应能力。③提供有关医疗帮助。④建立与改善有利于健康的行为和生活方式。⑤合理利用健康资源。

第四节 家庭护理形式

一、家庭访视

1. 家庭访视 简称家访，是为了维护和促进个体和家庭的健康，社区护士深入服务对象的家庭进行有目的的交往活动。

2. 家庭访视的目的 了解社区居民的健康状况，早期发现访视对象现存的或潜在的健康问题，确定影响家庭健康的危险因素，充分利用家庭的内、外部资源和护理专业知识技术，制订科学合理的家庭护理计划，帮助社区居民解决家庭问题，预防疾病和促进家庭健康。

3. 家庭访视的内容 ①判断家庭存在的健康问题，制订家庭护理计划，进行家庭成员的健康管理工作。②提供护理服务。③寻求解决家庭内部问题的方法，采取适当措施，进行有针对性的家庭护理。④提供如何利用各种社会福利机构及社会资源的咨询与指导。⑤为家庭提供知识信息，帮助家庭成员有效应用各种保健知识，进行自我保健。

4. 家庭访视的类型 ①预防性家庭访视；②评估性家庭访视；③连续照顾性家庭访视；④急诊性家庭访视。

5. 访视程序 ①访视前准备：主要包括选择访视对象、查看访视对象资料、确定访视目标、准备访视用物、联络被访家庭、安排访视路线等准备工作。②访视中工作。③访视后工作：主要包括物品的处理、记录和总结、制订或修改护理计划和协调合作等。

6. 家庭访视的注意事项 要求仪表端庄、态度和蔼、观察仔细、方式得当、时间合适、项目明确及注意安全等。

二、居家护理

居家护理是在医嘱的前提下，社区护士直接深入病人家中，运用护理程序，针对出院后的病人或长期家庭疗养的慢性病病人、残障者、精神障碍者，提供连续的、系统的基本医疗和护理服务。居家护理的形式主要有：①以社区卫生服务中心为基础的居家护理服务。②家庭病床。③家庭护理服务中心。

（孙翠英）

【思考与练习】

（一）选择题

A1 型题

1. 家庭访视的准备内容不包括

　　A. 确立访视对象　　　　　B. 查阅资料　　　　　C. 确定访视目的

    D. 安排访视路线   E. 制订家庭护理计划

2. 指出家庭访视中正确的是

    A. 为了围绕访视目的进行家访，访视前应准备好要观察的项目

    B. 访视前进行电话联络，并与被访视者预约了访视时间

    C. 家庭访视中，只对访视的家庭成员进行评估

    D. 如果被访视者不愿意接受访视，可以以测量血压和脉搏为理由与被访视者建立信赖关系

    E. 因事不能按时访视，提前通知被访视者

3. 负责供养家庭、掌握家庭经济大权的人就是家庭的权威人物，这种家庭权力结构属于

    A. 传统权威型   B. 分享权威型   C. 工具权威型

    D. 情感权威型   E. 以上都是

4. 杜瓦尔（Duvall）认为家庭生活周期主要分为

    A. 3 个阶段   B. 5 个阶段   C. 6 个阶段

    D. 8 个阶段   E. 10 个阶段

5. 社区护士应以下列哪项之需求为重点对象实施家庭护理

    A. 个体   B. 家庭   C. 机关

    D. 护士   E. 学校

6. 在家庭护理中健康问题的决策者是

    A. 保健人员   B. 社区护士   C. 医疗保健机构

    D. 家庭自己   E. 医院医生

7. 比较稳定和理想的家庭形式是

    A. 单亲家庭   B. 核心家庭   C. 父母分居家庭

    D. 主干家庭   E. 同居家庭

8. **不属于**家庭内部结构的是

    A. 角色结构   B. 权力结构   C. 沟通结构

    D. 价值观结构   E. 家庭人口结构

9. **不属于**家庭功能的是

    A. 情感功能   B. 社会化功能   C. 生育功能

    D. 经济功能   E. 效益功能

10. 由一对已婚子女同其父母、未婚子女或未婚兄妹组成的家庭为

    A. 特殊家庭   B. 核心家庭   C. 主干家庭

    D. 联合家庭   E. 同居家庭

11. 下列访视对象应排在首位的是

    A. 老年糖尿病病人   B. 新生儿

    C. 传染病病人   D. 独居老人

    E. 直肠癌术后造瘘口病人

12. 在家庭访视中**不正确**的做法是

    A. 围绕访视目的进行家访

    B. 要保持中立的态度，客观、真实地收集访视家庭的资料

C. 家访时间一般要控制在 3 个小时以上

D. 全神贯注聆听访视对象的叙述

E. 访视结束前一定再次核实存在的问题

13. 教育孩子，注重孩子的社会化成长属于杜瓦尔生活周期中的

　　A. 生产期　　　　　　　　B. 学龄前期　　　　　　　C. 青少年期

　　D. 年轻人期　　　　　　　E. 学龄期

14. **不属于**健康家庭的特征是

　　A. 具有健康的生活方式

　　B. 具有有利于家庭成员成长的良好环境

　　C. 家庭成员之间沟通障碍

　　D. 有积极应对问题的态度

　　E. 与外界保持密切联系

15. 家庭访视的类型**不包括**

　　A. 预防性家庭访视　　　　　　　　B. 评估性家庭访视

　　C. 连续照顾性家庭访视　　　　　　D. 急诊性家庭访视

　　E. 居家访视

A2 型题

16. 一位年近 90 岁的老年妇女，在社区体检时发现患有胆囊结石，家属希望为其手术治疗，但是社区护士与病人本人及家属沟通后建议保守治疗，家属及病人接受意见。这体现了家庭护理在护士责任中的

　　A. 尊重家庭的知情权　　　　　　　B. 尊重家庭的隐私权

　　C. 尊重家庭的健康权　　　　　　　D. 尊重老年人的自主权

　　E. 一切治疗互动听从护士安排

17. 一青春期少女患慢性疾病，需要居家接受护理治疗，而其父母由于家庭困难需要工作。此家庭需要调适的家庭功能是

　　A. 经济上的支持　　　　B. 家庭角色的重新分配　　　C. 家庭的社会化

　　D. 家庭医疗资源的利用　　E. 家庭健康照顾的力度

18. 社区护士小张准备到社区王奶奶家中进行家访，小张家访的准备工作**不包括**

　　A. 电话联络王奶奶　　　　B. 查看王奶奶家庭资料　　　C. 准备访视用物

　　D. 安排访视路线　　　　　E. 家庭护理评估

19. 刘大爷患有高血压，社区护士在家庭访视中**不正确**的做法是

　　A. 为了围绕访视目的进行家访，访视前应准备好要观察的项目

　　B. 访视前进行了电话联络，并与被访视者预约了访视时间

　　C. 由于被访视者不让进入家中，站在门口交谈也能收集到需要的资料

　　D. 如果被访视者不愿意接受访视，可以强行进入家中，告知家访的重要性

　　E. 因事不能按时访视，提前通知了被访视者

B 型题

　　A. 核心家庭　　　　　　　B. 主干家庭　　　　　　　C. 联合家庭

　　D. 特殊家庭　　　　　　　E. 同性恋家庭

20. 由父母及未婚子女组成的家庭属于

21. 由核心家庭及较近的亲戚组成的家庭，如叔叔、姑姑等属于

22. 由同在一公司上班的青年组成的家庭属于

23. 父母离异重新组合的家庭属于

（二）名词解释

1. 家庭
2. 家庭护理
3. 家庭访视
4. 家庭健康
5. 居家护理

（三）简答题

1. 简述家庭的结构和功能。

2. 简述健康家庭的特征。

3. 简述家庭护理的内容。

（四）思考题

1. 王太太，65 岁，退休教师，患高血压 8 年，长期口服降压药物控制血压。老伴，67 岁，退休干部，在体检时发现肝脏患有肿瘤，立即联系住院手术治疗，目前出院在家疗养。儿子 38 岁，国企白领，工作压力大，不能按时饮食，患有胃溃疡。儿媳 35 岁，公司职员，现有一女孩 8 岁。讨论：

（1）作为社区护士应该如何对该家庭进行家庭访视？

（2）如何制订访视计划？

2. 张大爷，65 岁，4 天前在医院做阑尾炎手术，术后病情稳定，病人大部分生活可以自理。因医院床位紧张，转到社区由社区护士提供家庭护理。

（1）制订家庭护理的访视程序。

（2）访视前应做好哪些准备工作？

3. 张某，男，34 岁，意外事故导致右小腿胫骨骨折，经医院治疗，病情稳定，出院在家继续休养和康复锻炼。

（1）设计家庭访视的方案。

（2）与病人一起制订康复治疗的最佳方案。

第六章　社区健康教育与健康促进

【学习要点】

社区护理的核心是预防疾病，维护和促进社区健康，社区健康教育是实现这一目标的基本途径和措施。因此，社区健康教育是社区护理的重要内容，也是社区护士开展工作的重要手段。

第一节　健 康 概 述

一、健康的概念

健康不仅是疾病与体弱的匿迹，更是身心健康、社会幸福的完美状态，把健康与生物的、心理的、社会的关系紧密联系在一起。1990 年，WHO 重新论述健康的内涵，增加了"道德健康"，2000 年又增加了"生殖健康"，健康的内涵进一步扩大。

二、健康与疾病的连续观

1. 健康与疾病的相对性　健康与疾病是相对而言的，没有绝对的健康。

2. 健康与疾病的连续性　从健康到疾病是一个由量变到质变、连续发展的动态过程，两者之间的范围称为"亚健康状态"。亚健康状态是指机体介于健康与疾病之间的边缘状态，临床检查无明显阳性体征，但机体却呈现精神活力、适应能力和反应能力的下降，出现身心疲劳，创造力下降，并伴有自感不适等症状。

三、影响健康的因素

影响健康的因素主要包括环境因素、行为和生活方式因素、生物学因素和卫生服务因素。

1. 环境因素　包括自然环境因素和社会环境因素。自然环境因素是指人们在日常生活生产过程中，遇到的对健康有影响的各种物理的、化学的、生物的物质因素的总和。社会环境因素包括政治制度、经济水平、文化教育、人口状况、科技发展等方面。

2. 行为和生活方式因素　现已成为影响健康的最主要因素。良好的行为和生活方式对健康有利，如积极的休息与睡眠、平衡膳食、适度锻炼等。不良的行为和生活方式对健康有害，如吸烟、酗酒、缺乏锻炼等。

3. 生物学因素　包括年龄、性别、遗传、免疫等因素。某些遗传或非遗传的内在缺陷、变异可导致人体发育畸形、内分泌失调和免疫功能异常等。心理异常，如抑郁、焦虑、恐惧等可引起呼吸、消化、内分泌等器官的功能失调并引发多种心身疾病。

4. 卫生服务因素 一个国家的卫生服务范围、内容与质量以及医疗卫生条件直接关系到人的生、老、病、死及由此产生的一系列健康问题。

四、疾病的三级预防策略

三级预防是以人群为对象，以健康为目标，以预防疾病为中心的预防保健措施。三级预防是贯彻"预防为主"卫生工作方针的具体体现，是控制和消灭疾病的根本措施。

1. 第一级预防 又称病因预防，是针对病因或病原体所采取的措施。主要措施包括：①改善环境。②增进健康。③特殊保护，如实施计划免疫，做好计划生育工作等。

2. 第二级预防 又称临床前期预防，即在疾病的临床前期做好早期发现、早期诊断、早期治疗的"三早"预防措施。主要措施包括：①早期发现：可以通过普查、筛查、定期健康检查、群众自我检查、高危人群的重点项目检查或设立专科门诊等方法，尽可能早期发现病人。②早期诊断：通过提高医务人员的诊断水平，采用先进、灵活、有效的诊断技术和方法，对疾病尽早明确诊断。③早期治疗：通过早期用药，合理治疗，争取早日恢复健康。

3. 第三级预防 又称临床预防，即对已患病的病人采取及时、有效的治疗措施，防止疾病恶化、复发和转移，防止病残和死亡，保存病人生存能力和自我照顾能力，力求病而不残、残而不废。主要措施包括：防止病残，促进康复，替代疗法，对症治疗。

针对不同的疾病，三级预防的策略和措施各有侧重。对于病因明确的疾病，主要采取第一级预防措施，如传染病、职业病等。对病因不够明确或多病因的疾病，重点做好第二级预防，做到早发现、早诊断、早治疗，使疾病对人体的损伤降至最低，争取较好的预后，如慢性病、肿瘤等。对中晚期病人采取第三级预防，积极治疗，科学训练，促使病人康复或尽量减轻病人痛苦，延长病人生命，提高生命质量。

第二节 社区健康教育

一、概述

1. 健康教育 健康教育是通过有计划、有系统、有组织的社会或教育活动，促使人们自觉地采纳有益于健康的行为和生活方式，消除或减轻影响健康的危险因素，从而达到最佳健康状态。

2. 社区健康教育 社区健康教育是以社区为单位，以社区人群为教育对象，以促进社区居民健康为目标，开展的有目的、有计划、有组织、有评价的健康教育活动。

3. 健康教育相关理论 包括健康相关行为和健康相关行为改变理论。

(1) 健康相关行为：①促进健康行为包括基本健康行为、预警行为、保健行为、避开环境危害行为和戒除不良嗜好行为。②危害健康行为包括不良行为和生活方式、致病行为模式、不良疾病行为和违规行为。

(2) 健康相关行为改变理论包括：①知-信-行模式："知"为知识和信息，"信"为信念和态度，"行"为行为和行动。知-信-行模式认为知识是基础，信念是动力，行为的产生和改变是目标。②健康信念模式：人们要采取某种促进健康的行为或戒除某种危害健康的行为，必须具备三方面的认识。第一方面要认识到某种疾病或危险因素的威胁及严重性。第二方面要认识到采取某种行为或戒除某种行为的益处及困难。第三方面要对自身采取或放弃某种行为的能力有自信。

4. 社区健康教育常用方法 包括：语言教育法，文字教育法，形象化教育法，视听教育法，网络、短信教育法等。

5. 社区不同人群的健康教育特点 ①健康人群：侧重于卫生保健知识和良好生活方式的养成，定期体检和健康评估，提高其对常见疾病的预防意识。②高危人群：侧重于预防性健康教育，帮助他们了解疾病相关知识，掌握自我保健的技能，学习疾病的早期自我监测，纠正不良行为和生活方式。③患病人群：侧重于医疗、康复知识的教育。④病人家属及照顾者：侧重于疾病相关知识、自我监测技能及家庭护理技能的教育。

二、社区健康教育的步骤

社区健康教育的基本步骤与社区护理程序相似，分为社区健康教育的评估、社区健康教育目标的确定、社区健康教育计划的制订、社区健康教育计划的实施以及社区健康教育效果的评价。

1. 社区健康教育的评估 是社区健康教育者通过各种方式收集有关教育对象的资料，了解教育对象对健康教育的需求，为开展健康教育提供依据。主要包括：①评估教育对象对健康教育的需求。②确定健康教育需求的优先次序。③确定教育对象的学习方式。

2. 社区健康教育目标的确定 ①总体目标：是理想的最终结果。一般是比较宏观、笼统、长远的，只能给计划提供一个总体上的要求或努力方向。②具体目标：是为实现总目标而设计的具体、明确、可操作、可测量的指标，包括教育目标、行为目标和健康目标。具体目标必须回答 4 个"W"和 2 个"H"。Who—对谁？What—实现什么变化？When—在多长时间内实现这种变化？Where—在什么范围内实现这种变化？How much—变化程度多大？How to measure—如何测量这种变化？

3. 社区健康教育计划的制订 社区健康教育计划的内容包括：①确定教育内容。②选择教育材料。③确定教育方法。④教育人员的组织与培训。⑤安排项目活动日程。⑥设计监测与评价方案。⑦项目经费预算。

4. 社区健康教育计划的实施 在实施过程中应注意：①开发领导层，争取社区基层领导及管理者的支持。②协调社会各方力量，创造有利于执行计划的良好内外环境。③认真做好健康教育者的培训。④培养典型，以点带面，全面推进。⑤在调查研究的基础上，完善教育内容，创新教育形式和方法。⑥重视健康教育信息反馈，随时调查和评估教育项目和内容。

5. 社区健康教育效果的评价 包括形成评价、过程评价、效果评价和总结评价。

第三节 社区健康促进

一、健康促进概述

1. 健康促进 是促进人们维护、控制和改善自身健康的过程，是协调人类与环境之间的战略。

2. 健康教育与健康促进的区别（表 6-1）。

表 6-1 健康教育与健康促进的区别

特点	健康教育	健康促进
主体	医护人员	政府或政策制定者
目的	改变行为	改进预防性卫生服务，创造支持性环境
核心	行为干预	社会的健康目标转化为社会的健康行动
方法	传播结合教育	健康教育、社会支持

3. 健康教育与健康促进的联系　健康教育与健康促进相辅相成，健康教育在健康促进中起主导作用，没有健康教育就无法实施健康促进。健康促进相当于健康教育加上政策、法律、经济等干预手段，健康促进强化社区行动和创造支持性环境。

二、健康促进的活动领域

《渥太华宪章》明确提出了健康促进的五个主要活动领域：①制定健康的公共政策。②创造支持性环境。③加强社区活动。④发展个人技能。⑤调整卫生服务方向。

三、健康促进的主要内容

健康促进是健康教育发展的高级阶段，是一项复杂的社会系统工程，其内容包括以下几个方面：

1. 健康教育　健康教育不仅将促进人们自愿采取各种有益于健康的行为，有准备地应付人生不同时期可能出现的健康问题，而且还将促进全社会的支持，促进健康氛围的形成，在健康促进中起主导作用。

2. 健康保护　通过立法、制定政策等社会措施，消除和控制环境中危害健康的因素，保护个体和群体免受环境的伤害，形成有利于健康的环境。

3. 预防性卫生服务　通过提供疾病预防、健康保护的各种支持与服务，防止疾病的发生。

四、社区常见的健康促进活动

1. 社区体育锻炼　设置体育锻炼场所，配备健身器材，指导各类人群进行体育锻炼；开展形式多样的体育比赛，调动社区居民参与的积极性，从而提高社区居民的身体素质和生活质量。

2. 学校卫生　提高学校管理者和教师对学生健康的关注程度，在学校开设健康教育课程。通过健康教育，普及健康饮食和营养保健知识，加强体育锻炼，加强"吸烟有害健康"的宣传，提高学生的身体素质和自我保健意识，预防青少年常见疾病的发生。

3. 母乳喂养　社区建立母乳喂养支持体系，对孕妇及亲属进行母乳喂养健康教育，指导母亲掌握哺乳的正确方法和技巧，教会母亲在母婴分离情况下如何进行乳房护理、保持泌乳，改善妇女和儿童的健康状况。

4. 慢性病防治　开展对慢性病高危人群的监测、诊断、治疗和护理是有效降低慢性病危险性的健康促进活动。

（柴玉艳）

【思考与练习】

（一）选择题

A1 型题

1. 关于社区健康教育对象，**错误的**说法是
   - A. 患病人群是健康教育对象
   - B. 高危人群是健康教育对象
   - C. 健康人群不是健康教育对象
   - D. 病人家属及照顾者是健康教育对象
   - E. 健康人群是健康教育对象

2. 下列选项**不属于**健康内涵的是
   - A. 生理健康
   - B. 心理健康
   - C. 社会适应良好
   - D. 道德健康
   - E. 受教育水平

3. 关于健康与疾病说法**错误的**是
   - A. 健康与疾病具有连续性
   - B. 没有绝对的健康
   - C. 健康与疾病是相对的
   - D. 健康与疾病是截然分开的
   - E. 健康与疾病间存在第三状态

4. 下列**不属于**影响健康的因素是
   - A. 环境因素
   - B. 卫生服务因素
   - C. 行为生活方式
   - D. 相貌因素
   - E. 生物学因素

5. 关于三级预防的策略与措施，说法**错误的**是
   - A. 定期健康检查为第一级预防措施
   - B. 第一级预防是最积极、最有效的预防措施
   - C. 接种流感疫苗属于第一级预防
   - D. 第二级预防主要是"三早"预防措施
   - E. 第三级预防主要是对已患病的病人采取及时、有效的治疗措施

6. 关于健康行为，说法**错误的**是
   - A. 驾车系安全带是促进健康行为
   - B. 定期查体是促进健康行为
   - C. 平衡膳食是促进健康行为
   - D. 根据情况，病人自己变换药物是促进健康行为
   - E. 药物滥用是危害健康行为

7. 知道"吸烟危害健康"→确信"戒烟有益于健康"→决心戒烟→戒烟"这种健康教育行为理论属于
   - A. 健康信念模式
   - B. 知-信-行模式
   - C. 传播模式
   - D. 健康动员模式
   - E. 行-信-知模式

8. **不属于**常用社区健康教育方法的是
   - A. 图片、照片
   - B. 短信、网络
   - C. 幻灯片

D. 咨询　　　　　　　　E. 学校教育

9. 关于健康教育评估，说法**错误的**是
    A. 评估教育对象的需求
    B. 确定健康教育需求的优先顺序
    C. 确定教育对象的文化水平
    D. 要同时满足教育对象的所有教育需求
    E. 评估教育对象的学习愿望

10. 下列**不属于**健康教育计划内容的是
    A. 确定教育内容　　　B. 选择教育材料　　　C. 确定教育方法
    D. 项目经费预算　　　E. 教育对象的评估

11. 下列**不属于**健康教育评价的是
    A. 形成评价　　　　　B. 过程评价　　　　　C. 效果评价
    D. 目标评价　　　　　E. 总结评价

12. 关于健康教育与健康促进的关系，说法正确的是
    A. 健康教育包含健康促进
    B. 健康教育与健康促进无关
    C. 健康促进在健康教育中起主导作用
    D. 健康教育在健康促进中起主导作用
    E. 健康教育与健康促进完全无区别的

13. 下列**不属于**健康促进活动领域的是
    A. 制定健康的公共政策　　B. 创造支持性环境　　C. 加强社区活动
    D. 主导社会民主进程　　　E. 调整卫生服务方向

14. 下列**不属于**健康促进主要内容的是
    A. 健康教育
    B. 健康保护
    C. 预防性卫生服务
    D. 形成有利于健康的环境
    E. 预防性卫生服务必须以疾病为中心

15. 下列**不属于**社区常见的健康促进活动的是
    A. 社区体育锻炼　　　B. 学校卫生　　　　　C. 母乳喂养
    D. 制定卫生法规　　　E. 慢性病防治

A2 型题
16. 评估教育对象对健康教育的需求，教育对象的一般情况**不包括**
    A. 性别　　　　　　　B. 职业　　　　　　　C. 躯体情况
    D. 经济收入　　　　　E. 年龄

17. 社区李阿姨 68 岁，最近几天感觉全身疲乏无力，入睡困难，易醒，食欲下降，李阿姨身体最有可能处于
    A. 健康状态　　　　　B. 疾病状态　　　　　C. 亚健康状态
    D. 潜伏期　　　　　　E. 临床症状期

18. 社区居民张大爷 60 岁，每年到社区医院进行查体，张大爷这种做法属于

A. 第一级预防   B. 第二级预防   C. 第三级预防

D. 没有必要   E. 康复治疗

19. 社区李护士每星期都为社区孕妇提供健康咨询，讲解孕产知识，李护士应用了健康教育中

A. 网络教育法   B. 语言教育法   C. 形象教育法

D. 视听教育法   E. 文字教育法

20. 社区王护士对社区居民进行调查，了解社区居民存在的健康问题，王护士所做工作属于健康教育步骤中的

A. 社区健康教育评估   B. 社区健康教育计划的制订

C. 社区健康教育计划的实施   D. 社区健康教育评价

E. 以上都不是

A3 型题

（21～23 题共用题干）

某社区实施母乳喂养健康教育计划 1 周年，100％孕妇能说出母乳喂养的好处、母乳喂养的技巧，100％的孕妇确信能母乳喂养孩子；97％的产妇实行母乳喂养。

21. 100％孕妇能说出母乳喂养的好处、母乳喂养的技巧属于具体目标中的

A. 总目标   B. 具体目标   C. 教育目标

D. 行为目标   E. 健康目标

22. 以上指标属于健康教育评价中的

A. 形成评价   B. 总结评价   C. 过程评价

D. 经费评价   E. 效果评价

23. 本次健康教育依据的行为改变理论为

A. 信念行为模式   B. 知-信-行模式   C. 传播模式

D. 干预行为   E. 不能确定

（二）名词解释

1. 健康   3. 健康促进

2. 健康教育   4. 社区健康教育

（三）简答题

1. 社区不同人群健康教育的特点有哪些？

2. 健康促进的主要内容有哪些？

3. 影响健康的因素有哪些？

（四）思考题

社区护士小王在对所辖的一所小学进行调查时发现，有 112 名 10～12 岁儿童为单纯性肥胖。随后，小王对这些儿童和家长进行了问卷调查，调查结果显示儿童和家长对肥胖相关知识的知晓率分别为 19.3％和 34.2％。于是小王决定实施以社区健康教育为主要手段的肥胖儿童护理干预。

（1）为了做好社区健康教育评估，小王还需补充哪些调查资料？

（2）请制订详细的健康教育计划。

（3）此次社区肥胖儿童健康教育的评价指标有哪些？

第七章　社区重点人群的保健与护理

第一节　社区儿童保健与护理

一、社区儿童保健的概念

社区儿童保健是根据儿童生理和生长发育的特点和规律，采取医疗和预防手段，提高儿童生命、生存质量，保护和促进其身心健康全面发展的保健和护理工作。其工作重点是通过健康教育、咨询、预防接种及儿童生长发育的筛查等措施，促进儿童的生长发育及健康人格的形成，增强儿童体质，降低婴幼儿的死亡率，减少儿童常见病及多发病的患病率，提高儿童的整体健康水平。

二、社区儿童保健的基本任务

我国儿童保健的总体目标是根据儿童生长发育的特点，提供全面的医疗、预防、保健服务，促进其身心全面发展，从而提高健康水平。儿童保健以优育为中心，优生优育并重，任务如下：①建立健康管理制度。②集体儿童保健。③预防接种和传染病管理。④加强健康教育和预防保健，普及科学育儿知识。

三、社区儿童各期保健与护理

1. 新生儿期保健与护理　自胎儿娩出结扎脐带开始至出生后 28 天为新生儿期。此期由于出生后内外环境的巨大变化，新生儿身体各器官的功能发育尚不成熟，自身的调节和适应能力及抵抗能力又较差，极易发生各种疾病，如窒息、出血、硬肿症、破伤风等，所以是小儿发病率和死亡率最高的时期。因此，要注意以下几点常见健康问题的保健与护理：①新生儿访视；②保暖；③合理喂养；④脐部护理；⑤排便护理；⑥皮肤护理；⑦新生儿黄疸、新生儿窒息等。

2. 婴儿期保健与护理　从出生至 1 周岁为婴儿期，又称乳儿期。此期小儿生长发育进入一个高峰期，体格发育最快，体重成倍增长，所需热量及各种营养素相对较多，但其消化功能尚不完善，易发生消化和营养紊乱。同时婴儿期体内来自母体的免疫抗体逐渐消失，而自身免疫功能尚不成熟，又易患传染病和感染性疾病。因此，此阶段的保健重点在于合理喂养、及时添加辅食，适当进行体格锻炼以增强体质，做好听力筛查和口腔护理及意外伤害的预防与急救，促进心理行为发育，并按期接受各种预防接种。

3. 幼儿期保健与护理 从1周岁至3周岁为幼儿期。此期小儿体格生长速度减慢，智力发育加速，语言、思维和社会适应能力增强，自主性和独立性不断发展，但对危险的识别能力不足，要注意预防发生意外伤害和中毒。此阶段小儿乳牙出齐，饮食从乳类转换为饭菜，并逐渐过渡到成人饮食，能控制大小便，故应培养幼儿良好的生活与卫生习惯，并加强早期教育，同时从中医方面进行饮食调养和宜忌、起居调摄、运动保健等，从而加强婴幼儿日常保健。

4. 学龄前期保健与护理 从3周岁至6～7周岁为学龄前期，又称幼童期。此期儿童体格发育速度减慢，独立活动范围扩大，智力发展快，好奇心、求知欲强，善模仿，易发生意外事故。其主要保健措施是合理膳食，进行体格检查，生长发育和心理行为发育评估，血常规检测和视力筛查，做好合理膳食、心理行为发育、意外伤害预防、口腔保健、中医保健、常见疾病防治等工作。

5. 学龄期保健与护理 从6～7周岁入小学起至12～13周岁为学龄期，又称儿童期。此期儿童体格发育稳步增长，学龄期末除生殖系统外已接近成人水平。智能发育进一步成熟，求知能力增强，理解、分析、综合能力逐步完善，是增长知识、接受科学文化教育的重要时期，也是培养其优良品质、社会交往能力的关键时期。其主要保健措施是保证足够的营养和体格锻炼，注意坐立姿势，养成良好的行为和生活习惯，保护视力，并积极防治各种疾病和意外等。

第二节　社区妇女保健与护理

一、社区妇女保健的概念与基本任务

1. 社区妇女保健的概念 社区妇女保健是指针对女性不同时期的生理、心理特征，以社区妇女为对象，采取以预防为主、保健为中心、防治结合的综合措施，维护和促进妇女的身心健康，降低孕产妇死亡率，控制疾病的传播和遗传病的发生，从而提高妇女的健康水平。

2. 社区妇女保健的基本任务 在做好妇女各特殊时期保健工作的同时，开展妇女健康教育和保健咨询工作，指导妇女形成良好的生活行为、卫生行为和性行为，促进身心健康发展；同时，加强计划生育技术指导，普及科学接生，提高产科工作质量，防治并发症，降低孕产妇和围生儿的死亡率；还要定期进行妇女常见病和多发病的普查、普治，调查分析发病原因，制订预防保健措施，降低发病率，提高治愈率。

社区妇女保健工作就是要对经期、围婚期、孕产期和围绝经期妇女进行保健，做到以保健为中心、以护理程序为框架、以服务对象的需求为评价标准，强调妇女健康的社会参与和政府责任。

二、社区妇女各期保健与护理

1. 经期保健与护理 经期保健工作重点如下：①注意经期卫生：保持外阴部清洁，勤换内裤、卫生巾，用温水淋浴、擦浴，禁盆浴、坐浴，禁止不必要的妇科检查。②保持精神愉快。③劳逸结合。④注意保暖。⑤加强营养。⑥避免性生活。⑦做好月经周期的记录。

2. 围婚期保健与护理 围婚期是指围绕结婚前后的一段时期，从婚前择偶、确定婚姻对象到结婚后怀孕前为止的阶段称为围婚期，一般分为婚前、新婚和孕前三个阶段。围婚期保健是结婚前后为保障婚配双方及其下一代健康所进行的保健服务，而其中婚前保健是围婚期健康促进的基础和重点，保护妇女儿童健康，提高出生人口素质。

(1) 配偶选择：优生始于择偶，择偶不仅要有感情和性爱的基础，而且还要有科学的态度与理智的思考，要考虑遗传因素、健康因素及其他因素对下一代的影响。为避免共同的遗传基因影响子代的优生，直系血亲或三代以内的旁系血亲之间不能通婚。

(2) 婚前检查：婚前检查即对将要结婚的青年男女进行健康检查和婚前指导，参考《结婚登记条例说明》。健康检查包括询问病史、全身体检、生殖器检查及必要的化验。通过检查可以了解双方的健康状况，生殖系统是否有疾病或缺陷；是否患有重要脏器的疾患或某种传染病，以及不宜立即结婚或生育等方面的问题。

(3) 计划生育：是指采用科学的方法，有计划地生育子女，其要求是晚婚、晚育、少生、优生。研究表明，女性最佳的生育年龄为 23~30 岁，男性为 30~35 岁。社区护士应将计划生育技术的有关知识和避孕方法的选择结合育龄期妇女的具体情况进行指导，实施知情选择避孕及节育措施，有计划地生育子女，防止意外受孕以保障育龄妇女身心健康。

3. 孕期保健与护理 孕期保健的目的是保护孕妇在妊娠期能顺利地承担因妊娠而增加的生理和心理负担，使胎儿正常生长发育，防治孕期的各种并发症，使其顺利度过妊娠期。

(1) 产前检查：孕妇自怀孕初期至怀孕结束要进行产前检查，评估孕妇的健康状况和胎儿的发育情况，加强对高危妊娠的监护管理。①检查时间：初查时间在孕 12 周之前。复查时间为孕 12 周后每 4 周 1 次，孕 28 周后每 2 周 1 次，孕 36 周后每周 1 次。高危孕妇应适当增加检查次数。②检查内容：首次检查应详细询问病史，如年龄、职业、孕产史、家族史、配偶健康史、用药史等。推算预产期。检查腹部，测量骨盆。复诊检查内容包括前次检查后有无不适症状，如水肿、阴道出血、胎动等。测量体重、生命体征，有无蛋白尿。检查胎位，听胎心率，测量腹围，必要时进行 B 超检查。

(2) 营养指导：制订合理的饮食计划，保证脂肪、蛋白质等营养物质的摄入。①孕早期妇女应膳食清淡、适口，少食多餐，保证摄入足量富含碳水化合物的食物，多摄入富含叶酸的食物并补充叶酸，戒烟、禁酒；②孕中、晚期妇女应适当增加奶类、鱼、禽、蛋、瘦肉、海产品的摄入量，常吃含铁丰富的食物，适量进行身体活动，维持体重的适宜增长。

(3) 卫生指导：孕期卫生保健是保证胎儿正常生长发育的先决条件。此时孕妇的免疫力处在最低谷，孕期卫生情况关系着胎儿的发育情况。应注意：①个人卫生与衣着；②活动与休息；③口腔卫生；④乳房护理。

社区护士应了解孕期的心理反应，并根据早、中、晚不同孕期的心理需要，给予孕妇适当的支持与协助，使之心情舒畅。①孕早期：此期孕妇常有心理矛盾，对怀孕有不确定的感受，同时因为身体的不适症状而感到焦虑。社区护士应做好心理疏导，使孕妇克服紧张情绪，消除顾虑和恐惧，建立信心，尽快适应怀孕。②孕中期：此期孕妇适应能力增强，妊娠反应逐渐消失，可以感到明显的胎动，对怀孕分娩的事极感兴趣。此时社区护士应多给孕妇提供有关怀孕和分娩的知识以及与胎儿有关的信息。③孕晚期：此期孕妇常会感到自己很脆弱且易受伤害，对分娩抱着期待而又恐惧的心理。社区护士应对孕妇做预防

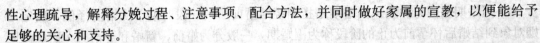

性心理疏导，解释分娩过程、注意事项、配合方法，并同时做好家属的宣教，以便能给予足够的关心和支持。

（4）用药和性生活指导：孕期用药需慎重，特别是妊娠早期，应在医师指导下合理用药。孕早期和孕晚期应避免性生活。

（5）自我监测方法：社区护士指导孕妇和家属数胎动、听胎心率和测体重是在家中对胎儿情况进行监护的可行手段。

（6）胎教：分为广义胎教和狭义胎教。常用的胎教方法有唱歌、听音乐、对话等。

（7）分娩准备指导：①确定分娩地点：主要包括家庭分娩、妇产中心和医院分娩，而根据调查显示，我国大约有92％的孕妇会采用医院分娩的方式。②识别临产先兆：临近分娩前，出现一些预示即将临产的症状，如假阵痛、上腹轻松感、见红，其中见红是分娩即将开始的比较可靠的征象。③分娩的准备：孕妇进入妊娠晚期，对即将来临的生产常感到恐惧不安并伴有焦虑感，社区护士应指导孕妇从身体上和精神上做好生产准备，主动向孕妇提供与生产相关的知识和信息，减轻其心理压力。由于分娩时体力消耗较大，应指导孕妇保证充足的睡眠时间，并进行腹部放松训练、呼吸运动训练，以及使用分散和转移注意力的方法，减轻分娩中宫缩引起的疼痛感。指导孕妇准备好分娩时所需的物品，包括身份证、医保卡、婴儿用品、产妇用品等，并将所有物品归纳在一起，放在家属知道的地方，为入院分娩做好充分准备。

4. 产褥期保健与护理　产褥期约产后6～8周，是产妇全身各系统器官（除乳腺）自身恢复的一段时间。这一时期产妇要哺育婴儿，加之产后角色的改变，其心理压力较大，因此，社区护士应通过产后家庭访视等方式对产妇提供良好的产褥期保健。①产后访视的频率和时间：产褥期家庭访视至少3次，分别在产后7天或出院3天内、产后14天、产后第28～30天进行；有特殊情况应酌情增加访视次数或转医院诊治。②访视内容：了解产妇一般情况，包括精神、睡眠、饮食及大小便等；观察子宫复旧和产后排尿情况；观察恶露，有无产褥感染；检查腹部、会阴伤口愈合情况，乳房有无红肿、硬结，乳头有无皲裂，乳腺管是否通畅，乳汁的分泌量等。③进行产后健康检查：包括一般检查（如测血压、体重，检查血、尿常规及乳房、乳头等）、妇科检查（如检查外阴、阴道、伤口愈合情况，盆腔检查，内生殖器是否恢复到非孕状态）、婴儿检查（如观察面色、精神、吮吸等情况，了解营养、发育状况，进行体格检查等）。④乳头皲裂、产后抑郁症等常见健康问题的预防和处理。

5. 围绝经期保健与护理　围绝经期旧称更年期，是指妇女40岁后出现的从卵巢功能逐渐衰退，生殖器官开始萎缩向衰退过渡的时期，是一个逐步变化的过程。围绝经期是女性一生中从生育期到无生育能力期之间的变更时期，一般发生在45～55岁之间，平均持续4年。围绝经期的妇女，由于卵巢功能衰退，导致雌激素水平下降，出现了由于雌激素减少所致的一系列躯体及精神心理症状，如孤独和情绪忧郁、焦虑和紧张不安，终日惶惶不安，甚至有自杀念头。为使妇女顺利度过围绝经期，社区护士应对这一特殊时期进行保健指导。具体措施如下：①健康教育。②饮食指导。③用药指导。④避孕指导。⑤健康检查。⑥预防功能失调性子宫出血和围绝经期综合征等常见健康问题。

第三节　社区老年人保健与护理

一、社区老年人保健的概念与基本任务

1. 社区老年人保健的概念　社区老年人保健是指在平等享用卫生资源的基础上，充分利用现有的人力、物力，以维持和促进老年人健康为目的，发展老年保健事业，使老年人得到基本的医疗、康复、保健、护理等服务。我国是人口大国，人口老龄化是我国在 21 世纪面临的主要社会问题之一，解决这一问题的最好办法是实现"健康老龄化"，而实现"健康老龄化"的基础与重要一环是做好社区老年人的保健和护理工作。

(1) 老年人：联合国对老年人的划分标准是：发达国家 65 岁及以上者、发展中国家 60 岁及以上者为老年人；我国划分老年期的标准是：45～59 岁为老年前期（中年人），60～89 岁为老年期（老年人），90 岁及以上为长寿期（长寿老人），超过 100 岁的长寿期老人又叫百岁老人；WHO 提出老年人划分的新标准是：44 岁及以下为青年人，45～59 岁为中年人，60～74 岁为老年前期，75～89 岁为老年人，90 岁及以上为长寿老人。

(2) 老年人口系数：又称老年人口比例（简称老年比），是指某国家或地区的总人口构成中，老年人口数占总人口数的比例。由于它最直观地表达出人口老龄化的基本含义，又被视为现今衡量人口老龄化程度最直接、最常用也最具代表性的重要指标，因此又称之为"老龄化系数"。老年人口系数的高低变化形象地反映出老龄化进程的快慢程度。

(3) 老龄化社会：世界卫生组织对老龄化社会的划分有两个标准。①发达国家的标准：65 岁及以上人口占总人口比例的 7％ 以上定义为老龄化社会（老龄化国家或地区）。②发展中国家的标准：60 岁及以上人口占总人口比例的 10％ 以上定义为老龄化社会（老龄化国家或地区），目前我国采用的是这个标准。

2. 社区老年人保健的基本任务　①要运用老年医学知识开展老年病的防治工作，加强老年病的监测，控制慢性病和伤残的发生。②开展老年人群健康教育，指导老年人的日常生活和健身锻炼，提高健康意识和自我保健能力，延长老年人的健康期望寿命，提高老年人的生活质量。③建立老年人健康档案，做好老年保健工作。

二、社区老年人保健与护理

老年人生理功能老化，脏器的储备功能降低，对内、外环境改变的适应和反应能力减退，对内环境中各种性质的刺激反应调节能力缓慢及减退，防御能力下降，同时也出现了不同程度的心理障碍，因此要加强老年人保健，预防疾病，延长寿命，提高生活质量。具体做到：①心理保健。②生活保健（包括居住环境舒适安全，沐浴安全，合理的作息安排，良好的卫生习惯）。③合理营养。④运动与保健。⑤安全用药（包括剂量不宜过大，种类不宜过多和遵照医嘱服药等）。⑥定期健康检查。

（王海龙）

【思考与练习】

（一）选择题
A1 型题

1. 关于母乳喂养，以下叙述**错误的**是
   A. 在婴儿满月前提倡按需哺乳
   B. 母子采用平卧位喂哺
   C. 让婴儿先吸空一侧乳房再吸另一侧
   D. 先给小儿换尿布，然后清洗母亲双手和乳头
   E. 哺乳完毕，将婴儿直抱，轻拍其背让吸入的空气排出

2. 护理新生儿脐带的措施是每日用
   A. 爽身粉涂抹
   B. 鞣酸软膏涂抹脐根部
   C. 95％乙醇擦拭脐根部
   D. 氧化锌软膏涂抹脐根部
   E. 烤灯以 50cm 距离照射脐根部 30 分钟

3. 小儿出生后，生长发育高峰期是
   A. 新生儿期　　　　　　B. 婴儿期　　　　　　C. 幼儿期
   D. 学龄前期　　　　　　E. 学龄期

4. 可给小儿喂食碎肉、碎菜的婴儿月龄是（　　　）
   A. 1～3 个月　　　　　　B. 4～6 个月　　　　　　C. 7～9 个月
   D. 10～12 个月　　　　　E. 13～15 个月

5. 一新生儿，冬季出生，现已 3 周，母乳喂养，应开始添加的辅食及添加目的是
   A. 米汤：补充热量　　　　　　　　B. 菜水：补充矿物质
   C. 蛋黄：补充铁　　　　　　　　　D. 肉末：补充蛋白质
   E. 鱼肝油：补充维生素 D

6. 儿童肥胖是指超过按照身长所测标准体重的
   A. 10％　　　　　　　　B. 15％　　　　　　　　C. 20％
   D. 25％　　　　　　　　E. 30％

7. 学龄期儿童易患的疾病是
   A. 营养不良　　　　　　B. 脊柱弯曲异常　　　　C. 佝偻病
   D. 贫血　　　　　　　　E. 自闭症

8. 从出生至 1 周岁为
   A. 新生儿期　　　　　　B. 幼儿期　　　　　　　C. 婴儿期
   D. 学龄前期　　　　　　E. 学龄期

9. 采取工具避孕法避孕的原理是
   A. 抑制排卵　　　　　　B. 改变宫腔内环境　　　C. 改变宫颈黏液性状
   D. 改变子宫内膜功能　　E. 改变子宫内膜形态

10. 孕妇开始感觉有胎动是始于妊娠
    A. 10～11 周　　　　　B. 12～13 周　　　　　　C. 14～15 周
    D. 16～17 周　　　　　E. 18～20 周

11. 孕妇睡眠时应采取的卧位是
    A. 平卧位　　　　　　　B. 仰卧位　　　　　　　C. 右侧卧位
    D. 膝胸卧位　　　　　　E. 左侧卧位

12. 某 27 岁女性,末次月经时间是 2010 年 9 月 20 日,其预产期在 2011 年
    A. 5 月 17 日　　　　　　　B. 5 月 29 日　　　　　　　C. 6 月 27 日
    D. 6 月 29 日　　　　　　　E. 5 月 27 日

13. 第一次访视产褥期妇女的时间应在产后出院
    A. 3 天内　　　　　　　　　B. 5 天内　　　　　　　　　C. 7 天内
    D. 10 天内　　　　　　　　E. 15 天内

14. 关于妇科检查的注意事项,错误的是
    A. 检查前做好解释工作　　　　　　B. 取膀胱截石位
    C. 老年妇女防摔伤　　　　　　　　D. 月经期一般不做阴道检查
    E. 所有病人均做阴道检查

15. 下列不属于我国统一规定的儿童计划免疫的疫苗是
    A. 乙肝疫苗　　　　　　　B. 卡介苗　　　　　　　C. 狂犬疫苗
    D. 百白破三联菌苗　　　　E. 脊髓灰质炎混合疫苗

16. 以下不属于社区老年人保健内容的是
    A. 服用老年保健药物　　　B. 生活保健　　　　　　C. 合理营养
    D. 适量运动　　　　　　　E. 心理保健

17. 老年人对事物感觉迟钝、模糊、分辨不清,甚至产生幻觉,这属于老年人
    A. 智力改变　　　　　　　B. 思维改变　　　　　　C. 个性改变
    D. 记忆力改变　　　　　　E. 感觉和知觉的改变

18. 关于老年人的饮食,不宜的是
    A. 少吃油炸、油腻、过黏的食品
    B. 总热量随年龄增加而适当减少
    C. 每日午餐后半小时内食用新鲜的水果
    D. 每日摄入蛋白质为每千克体重 1~1.5g,优质蛋白占 50% 以上
    E. 老年人食盐摄入量应为 6~8g/d,高血压、冠心病病人应在 5g/d 以下

19. 关于老年人的休息与睡眠,正确的是
    A. 睡前可放松一下,听音乐和喝茶
    B. 夜间睡眠欠佳者,白天可补足睡眠
    C. 老年人体力差,累了就该休息,睡眠才是休息
    D. 为使老年人有一定疲劳感,睡前可安排运动或活动,有利于入睡
    E. 按时上床休息,保证足够的睡眠时间,如 60~70 岁老年人 8~9h/d

A2 型题

20. 一健康女孩,身长 65cm,体重 7kg,前囟 2cm×2cm,开始出牙,能伸手取玩具,
可独坐片刻,发出"爸"等唇音,其年龄大约是
    A. 3~4 个月　　　　　　　B. 6~7 个月　　　　　　　C. 8~9 个月
    D. 10~12 个月　　　　　　E. 1~1.5 岁

21. 产妇王女士,自然分娩。产后 2 小时观察内容不包括
    A. 生命体征,特别是血压　　　　　　B. 子宫收缩情况
    C. 乳汁分泌情况　　　　　　　　　　D. 阴道出血量
    E. 一般情况及精神状况

22. 张女士，一周前顺产一男婴儿，现已出院在家。社区护士对其产后访视的时间和频率是

    A. 至少 5 次

    B. 至少 2 次

    C. 至少 3 次，分别在产后 7 天、产后 14 天、产后第 28～30 天进行

    D. 至少 3 次，首次于出院后 14 天进行

    E. 以上都不对

23. 王女士，48 岁，近半年来月经紊乱，出现潮热出汗、情绪不稳、易激动、心情烦躁等围绝经期症状。对王女士护理保健措施**不妥的**是

    A. 开展健康教育，提高更年期妇女保健知识

    B. 坚持长期服用药物，接受雌激素替代治疗

    C. 更年期妇女应定期进行健康体检

    D. 注意更年期妇女的个人卫生

    E. 避孕指导

24. 李某，男，82 岁，无高血压、心脏病、糖尿病病史。夜间在厕所排尿时发生晕厥而跌倒，随后自行爬起，无意识障碍和肢体活动障碍。其跌倒的原因可能是

    A. 发生脑血管病　　　　　　　　B. 站立时血糖增高

    C. 精力过于集中造成呼吸加快　　D. 精力过于集中造成脑供血不足

    E. 膀胱排空发生排尿性晕厥

25. 赵某，女，71 岁，因高血压用药物治疗，服药后起床时晕倒，片刻后清醒，首先考虑

    A. 高血压脑病　　　　B. 脑卒中　　　　　C. 老年痴呆症

    D. 直立性低血压　　　E. 心源性休克

A3 型题（26～28 题共用题干）

高女士，30 岁，阴道顺产一女婴，产后出院 14 天来我院复查，一般情况良好，睡眠、饮食、大小便正常，阴道排出物呈淡红色，浆液性，有血腥味，但无臭味。

26. 高女士处于产褥期，此期变化最大的器官是

    A. 乳房　　　　　　　B. 心脏　　　　　　C. 肾脏

    D. 肝脏　　　　　　　E. 子宫

27. 对于高女士子宫复旧情况，以下说法中**不正确**的是

    A. 产后 6 周子宫恢复到正常非孕时大小

    B. 产褥期第 1 天子宫底为平脐，以后每天下降 1～2cm

    C. 产后 1 周子宫缩小至如孕 12 周大小，在耻骨联合上方可扪及

    D. 根据高女士情况查体，子宫应已降入骨盆，但耻骨联合上方仍能触及子宫底

    E. 胎盘娩出后，宫底即达脐平，呈前后略扁的球形，随子宫肌纤维的缩复，子宫逐渐变小

28. 对于高女士的恶露情况，以下说法正确的是

    A. 为血性恶露　　　　　　　　　B. 为浆液性恶露

    C. 为白色恶露　　　　　　　　　D. 为异常恶露，提示产褥感染

    E. 以上说法都不正确

（二）名词解释

1. 产褥期　　2. 围绝经期　　3. 老年人口系数

（三）简答题

1. 如何对孕妇进行营养指导？

2. 如何指导老年人合理运动？

（四）思考题

1. 患儿10个月，以发热、咳嗽、气促来我社区门诊就诊。体检：体温39.5℃，脉搏150次/分，呼吸50次/分，口唇发绀，两肺有细湿啰音，诊断为肺炎。请问：

（1）应对该患儿立即采取的护理措施是什么？

（2）该患儿应立即送往医院住院，治疗期间护士应重点观察什么？

2. 孙某，阴道顺产一男婴，产后出院14天来我社区门诊检查，一般情况良好，睡眠、饮食、大小便正常，阴道排出物呈淡红色，浆液性，有血腥味，但无臭味。请问：

（1）孙某处于妇女哪个特殊时期，针对该期进行的保健护理措施是什么？

（2）说出孙某在此期内子宫复旧和恶露情况。

3. 张大爷，男，84岁，无高血压、心脏病、糖尿病病史。夜间在厕所排尿时发生晕厥而跌倒，随后自行爬起，无意识障碍和肢体活动障碍。请问：

（1）张大爷跌倒的原因可能是什么？

（2）跌倒是老年人常见的健康问题之一，如何预防？

第八章　社区慢性病病人的管理与护理

【学习要点】

第一节　慢性病概述

一、基本概念、特征与分类

1. 慢性病概念　慢性病全称是慢性非传染性疾病（NCD），指一类起病隐匿、病程长，且病情迁延不愈、缺乏明确的传染性生物病因证据，病因复杂或病因尚未完全确认的疾病的概括性总称。

2. 慢性病的特征　①病因复杂。②发病隐匿，潜伏期长。③病理改变不可逆。④病程长，并发症多。⑤预防效果明显。

3. 慢性病分类　根据慢性病对病人影响程度的不同，将慢性病分为三类：致命性慢性病、可能威胁生命的慢性病、非致命性慢性病。每类慢性病又按发病情况分为急发性和渐发性两种。

二、慢性病的高危因素

慢性病的高危因素主要包括环境因素（自然环境和社会环境）、行为和生活方式因素（如吸烟、酗酒、不合理饮食、缺乏运动等）及生物学因素（如年龄、性别、遗传、精神心理因素等），而行为和生活方式因素是主要的危险因素。

三、慢性病的防制措施

慢性病防制措施的制订应遵循政府主导、部门合作、社会参与、突出重点、分类指导、注重效果、预防为主、防治结合、重心下沉的基本原则。防制工作要面向三类人群：一般人群、高风险人群和患病人群；重点关注三个环节：危险因素控制、早诊早治和规范化管理；注重运用三个手段：健康促进、健康管理和疾病管理。现阶段慢性病危险因素干预与管理重点包括烟草使用、不合理膳食、身体活动不足三种行为危险因素；超重/肥胖、血压升高、血糖升高和血脂异常四种指标异常。

慢性病的防制措施：①积极推进健康生活方式。②及时发现和管理高风险人群。③完善慢性病监测信息管理。④提高慢性病诊治康复效果。⑤加强慢性病防治有效协同。⑥促进技术合作和交流。

第二节 社区常见慢性病病人的管理与护理

一、高血压病人的社区管理与护理

1. 高血压概述 高血压是一种常见病、多发病，也是心脑血管疾病最重要的危险因素。我国人群的高血压知晓率、治疗率、控制率均很低，其中95％为原发性高血压。高血压的临床表现：原发性高血压起病隐匿，早期不易发现。一般可有头晕、头痛、头胀、耳鸣、眼花、心悸、失眠、烦躁易怒等症状，多于精神紧张、情绪波动或劳累后出现。

2. 高血压的诊断标准 在未服用抗高血压药物的情况下，非同日3次测血压收缩压≥140mmHg和（或）舒张压≥90mmHg，即可诊断为高血压，按血压水平将高血压分为1、2、3级。收缩压≥140mmHg和舒张压＜90mmHg单列为单纯性收缩期高血压。病人既往有高血压病史，目前正在服用抗高血压药，血压虽然＜140/90mmHg，亦应诊断为高血压。

3. 高血压的危险因素 超重和肥胖、饮食习惯、过量饮酒、精神因素、遗传因素、年龄与性别。

4. 高血压病人的社区管理 高血压防制必须采取一般人群、高危人群和病人相结合的防制策略。从控制危险因素水平、早诊早治和病人的规范化管理三个环节入手，遵循三级预防原则。高血压病人的社区管理服务对象是辖区内35岁及以上原发性高血压病人，主要做好：①病人的筛查：对辖区内35岁及以上常住居民，每年在其第一次就诊时为其测量血压；建议高危人群每半年至少测量1次血压，并接受医务人员的生活方式指导；对已确诊的原发性高血压病人纳入高血压病人健康管理。②随访评估：对原发性高血压病人，每年要提供至少4次面对面的随访。③分类干预：对所有的病人进行有针对性的健康教育，依据血压控制效果给予不同的干预。④健康体检：对原发性高血压病人，每年进行1次较全面的健康检查，可与随访相结合。⑤健康管理效果评估的管理。

5. 高血压病人的社区护理 护理措施主要包括：①血压及症状监测：测量血压要求定体位、部位、时间及血压计，每天测量2次并准确记录，必要时进行动态血压监测。②饮食护理：指导病人低盐、低热能、低脂、低胆固醇的清淡易消化饮食，限制食盐摄入量在6g/d以内。控制体重；戒烟限酒。③运动护理：规律的锻炼对高血压的防治有益。④用药护理：指导病人遵医嘱用药，同时注意药物的不良反应。⑤心理护理。⑥健康指导：对病人进行高血压相关知识的健康教育，提高病人对高血压的知晓率，从而获得较高的控制率和治疗率。

二、糖尿病病人的社区管理与护理

1. 糖尿病概述 糖尿病是由多种原因引起的胰岛素分泌不足和（或）作用缺陷而导致的以慢性高血糖为特征的代谢紊乱综合征。糖尿病已成为继心脑血管疾病和恶性肿瘤之后的第三大"健康杀手"，分为1型糖尿病、2型糖尿病、妊娠期糖尿病和其他特殊类型糖尿病四大类型。其中以2型糖尿病为主，占90％以上。

糖尿病的临床表现：1型糖尿病起病急、病情重、症状明显，出现"三多一少"（多饮、多尿、多食、体重减轻）的典型症状。2型糖尿病起病慢、症状相对较轻，容易被忽视。

糖尿病的诊断标准：①糖尿病症状＋任何时间血浆葡萄糖水平≥11.1mmol/L。②空腹血浆葡萄糖水平≥7.0mmol/L。③口服葡萄糖耐量试验中，2小时血浆葡萄糖水平≥11.1mmol/L。

2. 糖尿病的危险因素　不可改变因素主要包括遗传因素、年龄、妊娠糖尿病史或巨大儿生产史、多囊卵巢综合征（PCOS）病人等。可改变因素主要包括糖耐量异常、不合理膳食、肥胖或超重、缺乏运动、高血压与高血脂、精神紧张等。

3. 糖尿病病人社区管理　管理对象为辖区内35岁及以上2型糖尿病病人，社区管理的目标是控制糖尿病，防止急性并发症，阻止或延缓慢性并发症的发生和发展，提高糖尿病病人的生存质量。主要做好：①病人的筛查：对工作中发现的2型糖尿病高危人群建议其每年至少测量1次空腹血糖。②随访评估：对确诊的2型糖尿病病人，每年提供4次免费空腹血糖检测，至少进行4次面对面随访。③分类干预：对血糖控制满意（空腹血糖值＜7.0mmol/L）预约进行下一次随访；对第一次出现空腹血糖控制不满意（空腹血糖值≥7.0mmol/L）或药物不良反应的病人，2周内随访。④健康体检：对确诊的2型糖尿病病人，每年进行1次较全面的健康检查，可与随访相结合。⑤健康管理效果评估的管理。

4. 糖尿病病人的社区护理　护理措施包括：①饮食护理：是其他护理措施的基础，控制饮食中总热量的摄入，必须严格并长期执行。②运动护理：根据病人的年龄、体力、病情等，指导进行长期规律的体育锻炼，能增强机体对胰岛素的敏感性，是控制血糖的有效手段。运动方式最好选择有氧运动项目。要随身携带糖尿病卡。③用药护理：包括口服降糖药和胰岛素治疗。口服降糖药是治疗糖尿病的主要手段之一；1型糖尿病病人必须采用胰岛素治疗，2型糖尿病病人在严重高血糖、酮症酸中毒、妊娠合并感染、创伤和大手术等情况下，需采用胰岛素注射。胰岛素于餐前半小时皮下注射，中长效胰岛素于早餐前1小时注射，宜选择皮肤疏松部位，如双上臂外侧、腹部两侧、臀部及大腿前侧等。注射部位应交替使用。④病情监测是糖尿病治疗和护理的重要内容。⑤健康指导。⑥并发症的护理：低血糖是糖尿病治疗过程中常见的并发症；糖尿病足是指糖尿病病人因血管病变和神经病变造成足部供血不足、感觉缺失并伴有感染。

（单秀杰）

【思考与练习】

（一）选择题

A1型题

1. 导致慢性病发病的**不可改变**的危险因素是

　　A. 缺乏体力活动　　　　B. 吸烟、过量饮酒　　　　C. 遗传

　　D. 不合理膳食　　　　　E. 精神紧张

2. 慢性病的特点**不包括**

　　A. 潜伏期与病程长　　　B. 症状与体征不明显　　　C. 临床不可治愈

　　D. 病理改变可逆　　　　E. 病因不明确

3. 原发性高血压病人的社区护理中**不正确**的是

　　A. 避免紧张和情绪激动

　　B. 根据个体健康状况选择适当体育运动

    C. 根据血压间断服用降压药

    D. 低盐、低脂饮食

    E. 监测血压

4. 下列选项**不属于**糖尿病危险因素的是

    A. 高血压　　　　　　B. 精神紧张　　　　　　C. 缺乏运动

    D. 低盐饮食　　　　　E. 肥胖

5. 社区糖尿病的管理中**不正确**的是

    A. 开展健康教育和健康促进

    B. 做好心理护理

    C. 指导病人积极治疗并定期随访

    D. 建立健康档案

    E. 对糖尿病并发症病人不采取任何措施

6. 下列**不属于**糖尿病社区护理措施的是

    A. 病情监测　　　　　B. 饮食护理　　　　　　C. 运动护理

    D. 药物护理　　　　　E. 对症治疗

7. 对胰岛素治疗的病人，首要的健康教育内容是

    A. 观察低血糖反应与酮症酸中毒

    B. 保证有足够的营养和睡眠

    C. 学会胰岛素的注射方法，掌握及处理胰岛素常见不良反应

    D. 学会尿糖定性试验测定

    E. 注意控制饮食

8. 与原发性高血压**无关**的因素是

    A. 肥胖　　　　　　　B. 精神紧张　　　　　　C. 摄盐过多

    D. 遗传　　　　　　　E. 病毒感染

9. 对可疑糖尿病病人需做的具有确诊意义的检查是

    A. 口服葡萄糖耐量试验　B. 空腹血糖测定　　　　C. 尿糖定量试验

    D. 胰岛素抗体测定　　　E. 尿糖定性试验

10. 糖尿病病人社区管理措施**不包括**

    A. 糖尿病病人筛查　　B. 随访评估　　　　　　C. 健康体检

    D. 分类干预　　　　　E. 空腹血糖测定

11. 高血压病人社区管理措施**不包括**

    A. 血压及症状监测　　B. 高血压病人筛查　　　C. 随访评估

    D. 健康体检　　　　　E. 分类干预

12. 正常成人高血压的诊断标准为

    A. 收缩压≥140mmHg 和（或）舒张压≥90mmHg

    B. 收缩压≥140mmHg 和舒张压≥90mmHg

    C. 收缩压＞140mmHg 或舒张压＞90mmHg

    D. 收缩压≥140mmHg 和（或）舒张压＞90mmHg

    E. 收缩压＞140mmHg 和（或）舒张压＞90mmHg

13. 我国高血压人群的特点是

A. 治疗率高、控制率高、死亡率低

B. 知晓率低、治疗率低、控制率低

C. 患病率低、危害性低、增长趋势低

D. 控制率高、患病率低、危害性低

E. 患病率高、危害性低、增长趋势高

14. 慢性病的护理重点为

A. 预防及减少身体残疾的发生　　　　B. 家庭环境适应性改变指导

C. 促进营养　　　　　　　　　　　　D. 健康教育

E. 保持良好的体位

15. 糖尿病的发生因素有

A. 遗传　　　　　　　B. 年龄　　　　　　　C. 肥胖

D. 压力　　　　　　　E. 以上均是

16. 慢性病造成的永久性病理损害影响病人的

A. 抵抗力　　　　　　B. 食欲　　　　　　　C. 排泄功能

D. 身体功能　　　　　E. 日常生活及自理能力

17. 关于慢性病对家庭的影响，叙述错误的是

A. 对家庭社会经济的影响　　　　　　B. 对家庭情绪的影响

C. 对家庭角色的影响　　　　　　　　D. 家庭关系不受影响

E. 对家庭功能的影响

18. 属于致命性慢性疾病的是

A. 各种癌症　　　　　　B. 胃溃疡　　　　　C. 高血压

D. 过敏性哮喘　　　　　E. 脑出血

19. 关于高血压，下列说法不正确的是

A. 减少钠盐摄入　　　　B. 控制体重　　　　C. 体育运动

D. 保持心理平衡　　　　E. 不必限烟限酒

20. 糖尿病饮食疗法的目的是限制

A. 蛋白质　　　　　　　B. 碳水化合物　　　C. 脂肪

D. 膳食纤维　　　　　　E. 总热量

21. 关于糖尿病，下列说法正确的是

A. 运动疗法可以增加胰岛素的敏感性，改善糖代谢

B. 控制糖尿病只需要病人和医务人员之间的合作

C. 体重超重不是糖尿病的危险因素

D. 注射胰岛素是治疗糖尿病的唯一方法

E. 糖尿病病人不需要注意饮食

22. WHO的标准是每人每天食盐摄入量应少于

A. 10g　　　　　　　　B. 6g　　　　　　　C. 3g

D. 8g　　　　　　　　 E. 90g

23. 下列内容不属于密切观察血压"四定"的是

A. 定时间　　　　　　　B. 定血压计　　　　C. 定部位

D. 定人　　　　　　　　E. 定体位

24. 下列饮食**不属于**导致慢性病的危险因素的是
    A. 高动物脂肪饮食　　　　B. 高糖饮食　　　　　　C. 高纤维素饮食
    D. 高盐饮食　　　　　　　E. 高胆固醇饮食

25. 以下疾病属于**非致命性**慢性病的是
    A. 支气管哮喘　　　　　　B. 硬皮病　　　　　　　C. 乳腺癌
    D. 心肌梗死　　　　　　　E. 恶性黑色素瘤

26. 关于慢性病与急性病的叙述，**不正确**的是
    A. 急性疾病一般起病急，往往只有一种病因
    B. 急性病病人通常患病期间短，诊断准确
    C. 慢性病诊断清楚可治愈
    D. 慢性病病人患病时间不确定，但是可以预防
    E. 慢性病起病缓慢，疾病往往由多种原因所致

27. 下列疾病中，我国的发病率居世界第二位的是
    A. 心脏病　　　　　　　　B. 脑卒中　　　　　　　C. 糖尿病
    D. 恶性肿瘤　　　　　　　E. 传染病

28. **没有**家族遗传倾向的慢性病是
    A. 高血压　　　　　　　　B. 肺结核　　　　　　　C. 糖尿病
    D. 胃癌　　　　　　　　　E. 精神分裂症

29. 1 型糖尿病控制血糖的主要方法是
    A. 饮食　　　　　　　　　B. 运动　　　　　　　　C. 口服降糖药
    D. 胰岛素　　　　　　　　E. 心理疗法

30. 以下属于可能威胁生命的慢性病的是
    A. 心肌梗死　　　　　　　B. 肺癌　　　　　　　　C. 高血压
    D. 偏头痛　　　　　　　　E. 帕金森病

A2 型题

31. 王某，女，56 岁。近两月来体重下降 8kg，出现食欲大增，饮水多，排尿次数增多，月经紊乱，皮肤瘙痒等症状，查空腹血糖为 7.9mmol/L。初步考虑为
    A. 甲状腺功能亢进　　　　B. 糖尿病　　　　　　　C. 泌尿系感染
    D. 皮肤病　　　　　　　　E. 高血压

32. 患者男，55 岁，高血压病史 2 年，血压 155/95mmHg，同时患有糖尿病。该病人高血压病应诊断为
    A. 高血压 3 级，低危组　　　　　　　B. 高血压 3 级，中危组
    C. 高血压 2 级，极高危组　　　　　　D. 高血压 1 级，高危组
    E. 高血压 1 级，低危组

33. 孙某，女，40 岁。糖尿病病史 8 年，因血糖控制效果不佳，病人表现非常焦虑。护士针对该病人采取的下列心理护理内容中，重要性最低的是
    A. 注意观察病人心理活动　　　　　　B. 及时发现病人不良情绪
    C. 主动与病人沟通，增加信任感　　　D. 与家属共同做好病人的疏导工作
    E. 向病人讲解糖尿病的病因

34. 李某，为一糖尿病病人，在商场买东西时突然自觉心慌、出冷汗、面色苍白、无

力等，出现此种症状可能是

    A. 高血压   B. 酮症酸中毒   C. 高渗性昏迷

    D. 低血糖反应   E. 晕厥

35. 王某，男，48岁，原发性高血压病史8年，吸烟20年，肥胖，血压160/95mmHg，以下健康教育**错误的**是

    A. 保持情绪稳定   B. 控制血压   C. 高热量、高脂饮食

    D. 适当运动   E. 戒烟

A3 型题

（36～40 题共用题干）

李某，女，63岁，确诊为糖尿病。开始饮食控制治疗3个月，因无法接受口服降糖药物治疗，空腹血糖控制在6.3mmol/L以下后，病人未能坚持按医嘱服药及加强饮食控制，空腹血糖在6.0～12.4mmol/L范围波动。2天前饱餐后2小时出现昏迷，急诊入院，诊断为糖尿病高渗性昏迷。

36. 该病人在居家期间最主要的护理诊断是

    A. 饮食控制不良   B. 运动量不足   C. 活动无耐力

    D. 营养不良   E. 药物依从性差

37. 针对护理诊断相应的预期护理目标是

    A. 加强营养

    B. 坚持锻炼

    C. 饮食控制良好

    D. 长期严格按医嘱服用降糖药和进行饮食控制

    E. 需要及时服药

38. 为达到预期目标，社区护士应采取的最主要护理措施是

    A. 家属动员   B. 心理护理   C. 加强药物护理

    D. 健康教育   E. 行为干预

39. 如果该病人发生了糖尿病足，下列社区护理的内容正确的是

    A. 伤口处涂紫药水消毒并保持干燥

    B. 伤口小可用碘酒消毒处理

    C. 每天坚持小腿和足部运动30～60分钟

    D. 鞋袜尽量紧些，防止水肿

    E. 如有皮肤溃疡，早期截肢以防溃疡蔓延至整个腿部

40. 社区护士给糖尿病病人的饮食指导是

    A. 低纤维素   B. 低糖   C. 低钙

    D. 低钾   E. 低盐

（41～43 题共用题干）

张某，男，73岁。患糖尿病20年，平时由其子照顾。其子50岁，肥胖，患高血压10年。

41. 社区护士在进行家庭访视时，指导其子增加体力活动，减轻体重。这属于糖尿病社区管理的

    A. 第一级预防   B. 第二级预防   C. 第三级预防

D. 第四级预防   E. 健康教育

42. 属于糖尿病第二级预防的是

    A. 减少糖尿病死亡率

    B. 减少糖尿病足发生率

    C. 减少糖尿病肾病发生率

    D. 开展健康教育，加强糖尿病危险因素的识别

    E. 帮助糖尿病病人制订饮食、运动计划

43. 属于糖尿病第三级预防的是

    A. 减少糖尿病足发生率

    B. 指导糖尿病病人监测血糖

    C. 指导糖尿病病人合理饮食

    D. 帮助糖尿病病人制订运动计划

    E. 开展健康教育，加强糖尿病危险因素的识别

（二）名词解释

1. 慢性病   3. 高血压

2. 糖尿病   4. 糖耐量异常

（三）简答题

1. 慢性病的特征有哪些？

2. 简述慢性病的防制措施。

（四）思考题

1. 刘女士，50 岁，部门高管。5 年前确诊为高血压，但未引起重视，没有坚持吃药，平时工作压力大，运动少。最近出现视力模糊、气促、心悸，为此焦虑不安，血压 170/130mmHg。请问：

  （1）导致该病人发病的危险因素有哪些？

  （2）社区护士应对该病人做哪些护理？

2. 社区护士小刘在区内对高血压病人进行随访过程中发现，许多病人血压控制不理想。究其原因是对高血压的危险性认识不足，不按医嘱服药，不改变自身的不良行为生活方式。社区护士应如何指导居民预防高血压？

3. 李先生，50 岁，近 1 个月来明显多饮、多尿伴体重下降就诊。身高 171cm，体重 53kg，尿糖（＋＋＋～＋＋＋＋），空腹血糖 13.1mmol/L，初步诊断为 2 型糖尿病，治疗方案为饮食控制加磺酰脲类降糖药。李先生无糖尿病家族史，公务员，平日喜欢高糖、高脂饮食，近日睡眠不规律、烦躁易怒，不爱运动，无烟酒嗜好。请依据上述情况，为李先生制订一个适宜的护理措施。

4. 孙先生，56 岁。母亲有糖尿病史。本人无"三多一少"症状，体型偏胖。查体：身高 170cm，体重 78kg，空腹血糖 6.4mmol/L，复查 OGTT：服糖后 2 小时血糖 10.1mmol/L。以孙先生为例，社区护士应如何指导居民预防糖尿病？

第九章　社区传染病病人的管理与护理

【学习要点】

第一节　传染病概述

一、传染病的概念

传染病是由病原微生物（细菌、病毒、立克次体、钩端螺旋体等）和寄生虫（原虫、蠕虫等）感染机体后引起的一组具有传染性的疾病。

二、传染病的流行特征

1. 流行过程的基本条件　传染病在人群中的发生、发展和转归的过程称为传染病的流行过程。传染源、传播途径和易感人群构成传染病流行过程的三个基本条件，同时受自然因素和社会因素的影响。

2. 影响流行过程的因素　①自然因素：主要包括地理、气候、生态环境等，对传染病的发生、发展起着重要的作用，既可影响病原体在外界的生存能力，又可影响传播途径和机体免疫力。②社会因素：包括社会制度、经济发展水平、文化水平、生活条件、风俗习惯以及宗教信仰等，对传染病的流行过程有重要影响，其中社会制度起主导作用。

3. 流行特征　①流行性：按传染病流行过程的强度和广度可分为散发、暴发、流行及大流行。②地方性：由于受地理、气候等自然因素影响，某些传染病仅局限于一定地域内发生，称为地方性传染病，如血吸虫病。③季节性：指某些传染病的发生和流行受季节的影响，在每年的一定季节发病率升高的现象。④免疫性：人体感染病原体后，无论是显性还是隐性感染，均能产生针对病原体及其产物（毒素）的特异性免疫。

三、传染病的分类

目前法定传染病分甲、乙、丙 3 类计 39 种，其中甲类传染病 2 种（鼠疫、霍乱），乙类传染病 26 种，丙类传染病 11 种。

第二节 传染病的社区管理

一、传染病的疫情管理

在疾病预防控制机构和其他专业机构指导下，社区卫生服务中心（站）协助开展传染病疫情排查、收集和提供风险信息，参与风险评估和应急预案制（修）订。

二、传染病的发现、登记

社区卫生服务中心（站）应规范填写门诊日志、入（出）院登记本、X线检查和实验室检测结果登记本。首诊医生在诊疗过程中发现传染病病人及疑似病人后，按要求填写《中华人民共和国传染病报告卡》（简称《传染病报告卡》）。

三、传染病的报告制度

1. 报告人　凡从事医疗、保健、卫生防疫的工作人员均为传染病法定报告人。法定报告人以外的任何人均为义务报告人。

2. 报告程序与方式　具备网络直报条件的机构，在规定时间内进行传染病相关信息的网络直报；不具备网络直报条件的，按相关要求通过电话、传真等方式进行报告，同时向辖区县级疾病预防控制机构报送《传染病报告卡》。

3. 报告时限　发现甲类传染病和乙类传染病中的肺炭疽、传染性非典型肺炎、脊髓灰质炎、人感染高致病性禽流感病人或疑似病人，应按有关要求于2小时内报告。发现其他乙、丙类传染病病人、疑似病人和规定报告的传染病病原携带者，应于24小时内报告。发现传染病暴发流行应以最快的通讯方式向属地疾病预防控制机构报告疫情。

四、传染病的防制管理

传染病的防制管理须做好：①病人的医疗救治和管理。②传染病密切接触者和健康危害暴露人员的管理。③流行病学调查。④疫点疫区处理。⑤应急接种和预防性服药。⑥宣传教育等工作。

第三节 社区常见传染病病人的管理与护理

一、肺结核病人的社区管理与护理

1. 肺结核　俗称"痨病"，是由结核杆菌侵入人体肺部引起的慢性呼吸道传染病，严重危害人类健康。肺结核主要通过病人咳嗽、打喷嚏或大声说话时喷出的飞沫传播给他人。结核病是小儿时期的重要传染病，其中以原发型肺结核最常见。

2. 肺结核病人的社区管理

（1）病人管理：咳嗽、咳痰≥2周、咯血或血痰是肺结核的主要症状，具有以上任何一项症状者为肺结核可疑症状者，是肺结核病人的筛查对象。

（2）疫情报告：凡肺结核或疑似肺结核病例诊断后，实行网络直报的责任报告单位应于 24 小时内进行网络报告；未实行网络直报的责任报告单位，应于 24 小时内寄（送）出《传染病报告卡》给属地疾病预防控制机构。

（3）督导治疗：督导病人服药并按要求填写《肺结核病人治疗记录卡》。

（4）家庭访视：社区卫生服务机构对每位病人全疗程至少访视 4 次。

（5）督导员培训：对实施督导化疗的志愿者或病人家属进行培训和技术指导。

（6）健康教育：通过健康促进活动提高人群对结核病防制政策和防制知识的认识，采取相应的正确行为或改变不正确的行为，控制结核病的流行。

3. 肺结核病人的社区护理　肺结核病人的社区护理措施主要包括隔离消毒、生活护理、用药护理、病情观察、心理护理、健康指导等六个方面。隔离主要采取呼吸道隔离；肺结核的用药化疗原则为早期、规律、联合、适量、全程。

二、手足口病病人的社区管理与护理

1. 手足口病是由多种人肠道病毒引起的一种儿童常见传染病，是我国法定报告管理的丙类传染病。多发生于 5 岁以下儿童，症状轻微，以发热和手、足、口腔等部位的皮疹或疱疹为主要症状，多数患儿一周左右自愈。

2. 手足口病病人的社区管理　手足口病病人社区管理须做好疾病监测、隔离消毒、家庭访视、健康教育等四方面工作。

3. 手足口病病人的社区护理　手足口病病人的社区护理措施主要包括隔离消毒、饮食护理、病情观察、对症护理、健康指导等五个方面。

（单秀杰）

【思考与练习】

（一）选择题

A1 型题

1. 传染病的流行过程应具备的基本条件是

　　A. 病原携带者、受感染的动物

　　B. 周围性、地区性、季节性

　　C. 散发、流行、暴发流行

　　D. 传染源、传播途径、易感人群

　　E. 自然因素、社会因素

2. 下列各组乙类传染病中须采取甲类传染病的预防、控制措施的是

　　A. 传染性非典型肺炎、艾滋病、人感染高致病性禽流感

　　B. 传染性非典型肺炎、狂犬病、肺炭疽

　　C. 传染性非典型肺炎、肺炭疽

　　D. 传染性非典型肺炎、肺炭疽、人感染高致病性禽流感

　　E. 肺炭疽、艾滋病、人感染高致病性禽流感

3. 指导肺结核病人防止疾病传播，下列措施**不正确**的是

　　A. 注意个人卫生，禁止随地吐痰

    B. 痰菌阳性的肺结核病人需要住院治疗，执行呼吸道隔离

    C. 有条件的病人应单居一室，室内保持良好通风

    D. 打喷嚏或咳嗽时应掩住口鼻，防止飞沫传播

    E. 可以参加公共聚会

4. 发现手足口病病人或疑似病人，通过传染病疫情监测信息系统进行报告的时限应为

    A. 12 小时内   B. 6 小时内   C. 8 小时内

    D. 2 小时内   E. 24 小时内

5. 预防肺结核流行的最重要措施是

    A. 加强营养   B. 接种卡介苗

    C. 加强登记管理   D. 做好痰的处理

    E. 隔离和有效治疗排痰病人

6. 肺结核病人确诊的重要依据是

    A. 痰找结核菌   B. X 线检查   C. 结核菌素实验

    D. 血液检查   E. CT 检查

7. 下列属于丙类传染病的是

    A. 血吸虫病   B. 登革热   C. 麻疹

    D. 手足口病   E. 肺结核

8. 肺结核治疗原则为

    A. 早期   B. 规律   C. 联合

    D. 全程   E. 以上都是

9. 下列不属于手足口病病人社区管理措施的是

    A. 疾病监测   B. 隔离消毒   C. 家庭访视

    D. 饮食护理   E. 健康教育

10. 肺结核病人的社区管理措施包括

    A. 督导治疗   B. 疫情报告   C. 家庭访视

    D. 督导员培训   E. 以上均是

11. 下列不属于肺结核病人的社区护理措施的是

    A. 用药护理   B. 疫情报告   C. 病情观察

    D. 健康指导   E. 隔离消毒

12. 手足口病病人的社区护理措施主要有

    A. 隔离消毒   B. 饮食护理   C. 病情观察

    D. 健康指导   E. 以上均是

13. 目前法定传染病共计

    A. 三类，39 种   B. 三类，37 种   C. 三类，36 种

    D. 三类，40 种   E. 三类，35 种

14. 属于甲类传染病的是

    A. 鼠疫、肺结核   B. 霍乱、艾滋病   C. 鼠疫、霍乱

    D. 乙肝、麻疹   E. 流脑、乙脑

15. 发现甲类传染病病人或疑似病人应及时报告疫情，报告时限为
    A. 12 小时内　　　　　B. 6 小时内　　　　　C. 8 小时内
    D. 2 小时内　　　　　E. 24 小时内

16. 肺结核最主要的传染源是
    A. 痰菌阴性的肺结核病人　　　　　B. 结核菌感染的猪
    C. 结核菌污染的食具　　　　　D. 排菌的肺结核病人
    E. 结核菌污染的食物

17. 肺结核早期诊断的依据是
    A. X 线检查　　　　　B. PPD 试验　　　　　C. 痰结核菌检查
    D. B 超　　　　　E. CT 检查

18. 人体初次感染结核菌后出现的肺结核类型是
    A. 原发型肺结核　　　　　B. 浸润型肺结核
    C. 血行播散型肺结核　　　　　D. 慢性纤维空洞型肺结核
    E. 结核性胸膜炎

A2 型题

19. 张女士，30 岁，低热，咳嗽、咳痰 2 周，诊断为肺结核，应对其实施
    A. 严密隔离　　　　　B. 消化道隔离　　　　　C. 呼吸道隔离
    D. 接触隔离　　　　　E. 保护性隔离

20. 王女士患肺结核在家疗养，但痰中仍有结核菌，对其痰液最简便有效的处理方法为
    A. 焚烧　　　　　B. 酒精浸泡　　　　　C. 深埋
    D. 用锅煮沸　　　　　E. 洗涤剂浸泡

21. 张先生，33 岁。抗结核治疗 6 个月，现发现有盗汗、咳嗽、咳痰，追问病史，病人认为肺结核已治愈，已于 3 个月前自行停药。此病人违反的抗结核治疗原则是
    A. 早期　　　　　B. 全程　　　　　C. 适量
    D. 规律　　　　　E. 联合

22. 患儿，女，2 岁。发热，体温 39℃，查体发现手、足、口腔等部位有皮疹和疱疹，护士考虑该患儿是
    A. 麻疹　　　　　B. 水痘　　　　　C. 手足口病
    D. 病毒疹　　　　　E. 幼儿急疹

23. 某结核病人咯血突然中止，出现呼吸极度困难，表情恐怖，两手乱抓，首要的处理措施为
    A. 即刻通知医生　　　　　B. 立即给予吸氧
    C. 立即用呼吸兴奋剂　　　　　D. 置病人于头低脚高位并拍背
    E. 立即输血

A3 型题

（24～25 题共用题干）

李女士，17 岁，由于考大学复习功课，非常疲劳，自觉乏力，干咳，无痰，盗汗明显。

24. 临床怀疑肺结核，做结核菌素试验观察结果的时间是
    A. 4～8 小时　　　　　　B. 0.5～1 小时　　　　　C. 24～48 小时
    D. 48～72 小时　　　　　E. 12～24 小时

25. 此病人立即接受了异烟肼、链霉素、对氨基水杨酸的联合化疗。护士在指导用药时应告诉病人链霉素易发生的主要副作用是
    A. 听力损害和肾功能损害　　　　　B. 周围神经炎和中毒性肝炎
    C. 黄疸和过敏反应　　　　　　　　D. 肝功能损害和高尿酸血症
    E. 视神经炎和过敏反应

（26～27 题共用题干）

患儿，男，4 岁。发热 2 天，食欲不振就诊。查体：T 39℃，口腔黏膜有散在疱疹，手、足部有斑丘疹、疱疹，疱内液体较少。初步诊断为手足口病。

26. 医生建议该患儿居家治疗，社区护士应做好的护理措施是
    A. 隔离消毒　　　　　　B. 饮食护理　　　　　　C. 病情观察
    D. 对症护理　　　　　　E. 以上都是

27. 预防手足口病的措施有
    A. 勤洗手　　　　　　　B. 喝开水　　　　　　　C. 吃熟食
    D. 常通风　　　　　　　E. 以上均是

（28～29 题共用题干）

张先生，50 岁，咳嗽、咳痰 1 个月，伴午后低热，体温 37.8℃，乏力、盗汗。两天前出现少量咯血，胸片显示右上肺斑片影。

28. 最可能的诊断是
    A. 肺结核　　　　　　　B. 肺脓肿　　　　　　　C. 肺炎
    D. 慢性支气管炎　　　　E. 肺气肿

29. 对该病人采取的护理措施主要有（　　　　）
    A. 隔离消毒　　　　　　B. 用药护理　　　　　　C. 病情观察
    D. 健康指导　　　　　　E. 以上均是

（二）名词解释

1. 肺结核　　　　　　　　　　　　4. 手足口病
2. 传染病　　　　　　　　　　　　5. 传播途径
3. 传染源

（三）简答题

1. 传染病的社区管理措施有哪些？
2. 我国法定传染病的种类及报告时限是什么？
3. 肺结核病人的社区管理措施有哪些？

（四）思考题

1. 小刚 17 岁，近期感到体乏无力、无食欲、消瘦，咳嗽、吐痰、有时痰中带血丝，夜间梦多，常出冷汗，有时感到胸部疼痛，来医院就诊。经医生检查后初步诊断为肺结核。针对该病人应采取哪些社区护理措施？
2. 护士小张在整理社区居民健康档案时，发现有两名肺结核病人。如何对肺结核病

人进行社区管理?

3. 2011 年 11 月 10 日,敦化市疾病预防控中心接到敦化市医院网络直报手足口病 3 例,患儿均为敦化市丹江街某幼儿园儿童,立即向主管领导汇报,组织人员赶赴医院进行现场流行病学调查,确认为一起手足口病聚集性疫情。该辖区社区护士应采取哪些措施防止疫情扩散?

第十章　社区康复护理

第一节　社区康复护理概述

一、基本概念

1. 康复　是指综合协调应用各种措施，最大限度地恢复和发展病伤残者的身体、心理、社会、职业、娱乐、教育和周围环境相适应等方面的潜能，以减少病伤残者身体、心理和社会的障碍，使其重返社会，提高生活质量。

2. 社区康复　是社区建设的重要组成部分，是在政府领导下，相关部门密切配合，社区力量广泛支持，残疾人及其亲友积极参与，采取社会化方式，使广大残疾人得到全面康复服务，以实现机会均等、充分参与社会生活的目标。

3. 社区康复护理　是将现代整体护理融入社区康复，在康复医师的指导下，在社区层次上，以家庭为单位，以健康为中心，以人的生命为全过程，社区护士依靠社区内各种力量，对社区病伤残者进行的综合护理。

二、社区康复护理的对象和内容

1. 社区康复护理的对象　重点为残疾人、老年人和慢性病病人。

2. 社区康复护理的内容　①社区康复护理评估。②康复三级预防：第一级预防指预防可能导致残疾的各种损伤或疾病，避免发生原发性残疾的过程。第二级预防指疾病或损伤发生之后，采取积极主动的措施，防止发生并发症、功能障碍或继发性残疾的过程。第三级预防指残疾已经发生，采取各种积极的措施防止残疾恶化的过程。③康复治疗环境：尽可能地创造安全、舒适的康复治疗环境，帮助残疾者改善家居环境及社区内无障碍生活环境，以适应残疾者的需要。④家庭康复训练。⑤康复教育。⑥职业康复。⑦社会康复。⑧转介服务。

三、社区康复护理的特点与实施原则

1. 社区康复护理的特点　①立足社区，充分利用社区的各种资源，依靠社区的人力、物力、财力来开展工作，动员全社区参与，因地制宜地实施康复护理计划。②利用康复护理技术，对康复对象进行躯体、精神、教育、职业、社会生活等全面的康复护理。③强调自我护理。④强调功能训练。⑤重视心理护理。

2. 社区康复护理的实施原则 主要包括：①尊重病人原则。②安全为主原则。③全面整体护理原则。④康复对象主动参与原则。⑤早期预防、早期介入原则。⑥注重实用和功能重建原则。⑦持续性原则。

四、社区康复护理的基本方法

社区康复护理的基本方法有：物理疗法、运动疗法、作业疗法、按摩疗法、针灸疗法、心理疗法、语言疗法、日常生活活动能力训练和呼吸功能训练。

第二节 社区常见残疾、精神疾病病人的康复护理

一、脑卒中病人的社区康复护理

1. 脑卒中 又称中风、脑血管意外，是由于各种原因造成的急性脑血管循环障碍导致持续性（＞12小时）大脑半球或脑干局灶性神经功能缺损的一组疾病的总称。脑卒中是我国致残率最高的疾病，许多病人被抢救后都留下程度不等的残疾，如偏瘫、运动困难、知觉障碍、偏盲、失语等，而这些障碍往往是药物无法治愈的，只有采用康复训练治疗才能取得效果。

2. 脑卒中病人常见的功能障碍 包括运动功能障碍、感觉功能障碍、认知功能障碍、共济障碍、语言障碍、心理障碍、日常生活活动能力障碍、摄食和吞咽功能障碍等。

3. 脑卒中病人康复护理评定 是对脑卒中病人的功能状态及潜在能力的判断，是采集病人功能障碍的有关资料与正常标准进行比较、分析、解释检查结果并作出判断的过程。脑卒中病人康复护理评定的项目主要包括：①人体形态评定：身高、体重、肢体长度、肢体围度的测量及脊柱形态等。②运动功能的评定：关节活动度的测量、肌力测定、平衡功能测定等。③日常生活活动能力评定：如床上活动、衣着、起坐、个人卫生、餐饮、步行、如厕、大小便控制、转移和轮椅使用等。④言语功能评定：如声音、语言表达能力、文字语言的理解能力等。⑤心理评定：包括性格、智能、意欲、认知和心理适应能力等。⑥肺功能评定：通气功能、换气功能、呼吸力学检查和呼吸道功能检查等。⑦其他评定：如发育评定、职业能力评定、社会生活能力评定等。

4. 对脑卒中病人的康复护理措施 对脑卒中病人的康复护理应早期介入，坚持长期、综合、全面的康复训练，并注意循序渐进和病人主动参与，最大限度地减轻病人中枢神经功能的受损。康复护理的主要措施有：①设施环境改造；②上下肢及手功能训练；③日常生活活动能力训练；④语言训练；⑤心理康复干预；⑥健康教育。

二、精神疾病病人的社区康复护理

1. 精神疾病 是指由于躯体疾病或社会心理因素导致大脑功能失调，而出现感知、思维、情绪、行为、意志及智力等精神运动方面的异常，也是一种复发率很高的慢性疾病。

2. 精神疾病病人的社区康复护理 康复护理从家庭和社会两个方面出发。家庭康复护理措施包括合理安排日常生活、观察病情、用药护理、生活护理、心理护理和安全护理。广泛有力的社会支持体系，可使精神疾病病人得到各方面支持和帮助，从而早日康

复，主要是对精神疾病病人开展健康教育和让精神疾病病人回归社会。

（徐国辉）

【思考与练习】

（一）选择题

A1 型题

1. 康复概念的理解应当是

    A. 康复是单纯的治病

    B. 康复就是养病

    C. 康复就是疗养

    D. 不能单一认为康复只是疾病的恢复，而是"功能训练、全面康复、重返社会"

    E. 康复就是单纯的疾病痊愈

2. 康复的最终目标是

    A. 治愈残疾   B. 增加活动能力

    C. 进行功能锻炼   D. 提高生活质量、回归社会

    E. 恢复健康

3. 2011 年 WHO 发布报告称，世界上身负残疾的人口大约占总人口的

    A. 1%   B. 5%   C. 10%

    D. 15%   E. 20%

4. 社区康复护理的对象，**不包括**

    A. 残疾人   B. 老年人   C. 脑卒中病人

    D. 精神疾病病人   E. 急性传染病病人

5. 社区康复任务**不包括**

    A. 提供就业咨询辅导和训练   B. 残疾儿童的特殊教育

    C. 提供疾病治疗   D. 社区康复训练

    E. 心理调整和干预

6. 关于康复三级预防，描述**错误的**是

    A. 优生优育为第一级预防措施

    B. 第二级预防指疾病或损伤发生之后，采取积极主动的措施

    C. 早发现、早诊断、早治疗为第二级预防措施

    D. 第三级预防指残疾已经发生，采取各种积极的措施防止残疾恶化的过程

    E. 通过代偿和替代的途径，改善或提高病人躯体功能属于第二级预防措施

7. 以下属于第一级康复预防措施的是

    A. 防治老年病   B. 早期诊断   C. 早期治疗

    D. 适当药物治疗   E. 以上都不是

8. 我国各类残疾按残疾程度分为

    A. 一级   B. 二级   C. 三级

    D. 四级   E. 五级

9. 康复治疗的方法**不包括**

    A. 物理治疗   B. 肉毒毒素注射   C. 语言训练

    D. 佩戴矫形器   E. 作业疗法

10. 拳术与气功属于
    A. 物理治疗   B. 心理疗法   C. 运动疗法
    D. 语言疗法   E. 作业疗法

11. 对社区内还有一定劳动能力、有就业潜力的青壮年残疾人，提供就业咨询和指导，学习自谋生计的本领和方法，尽可能安排在社区开办的工厂、商店、公司等单位工作。该项属于
    A. 家庭康复训练   B. 康复教育   C. 社会康复
    D. 职业康复   E. 转介服务

12. 社区护士在社区康复站或居家环境下进行康复护理训练时，应严格按各项康复技术的操作规程规范操作，防止继发性残疾的发生，体现了社区康复护理的
    A. 尊重病人原则   B. 安全为主原则
    C. 全面整体护理原则   D. 康复对象主动参与原则
    E. 持续性原则

13. 关于残疾的定义，叙述完整的是
    A. 因病、伤、残等造成的身心功能障碍，以致丧失生活、工作和学习能力的一种状态
    B. 因疾病、外伤导致的身心功能障碍
    C. 因精神因素造成的心理功能障碍
    D. 因疾病造成的听力、言语障碍
    E. 因发育缺陷造成的运动障碍

14. 下列不属于运动功能评定的内容是
    A. 关节活动度的测量   B. 肌力测定   C. 平衡功能测定
    D. 步态分析   E. 语言表达能力评定

15. 在建立社区康复环境中，重点要求的保障是
    A. 提供快速通道   B. 光线照明充足   C. 地面平整
    D. 无障碍设施建立   E. 楼梯设扶手

16. 脑卒中病人可能单独发生一种或同时发生多种障碍，最常见的功能障碍，也是致残的重要原因是
    A. 中枢性偏瘫   B. 心理障碍   C. 感觉功能障碍
    D. 认知功能障碍   E. 摄食和吞咽功能障碍

17. 对于脑卒中病人的设施环境改造，错误的是
    A. 在家庭中应以轨道式拉门为宜
    B. 门把手、电灯开关、水龙头、洗脸池等的高度均应低于一般常规高度
    C. 房间的窗户和窗台的高度应略高于一般房间的高度
    D. 楼梯、走廊和房间的墙壁上安有扶手
    E. 地面平坦、防滑且没有高低差

18. 脑卒中病人的日常生活活动能力训练内容中，不包括的是
    A. 饮食训练   B. 排泄功能训练   C. 个人卫生训练
    D. 更衣训练   E. 心理康复干预

19. **不属于**精神疾病病人家庭康复护理措施的是

    A. 合理安排日常生活，尽量让病人自己料理生活

    B. 坚持服药

    C. 密切观察病情，随时注意病人病情变化

    D. 饮食上要注意合理营养，定时、规律

    E. 建立广泛有力的社会支持体系

20. 对社区精神疾病病人的生活护理，**不正确**的措施是

    A. 督促或协助病人做好洗漱、理发、更衣、大小便等，参加力所能及的劳动

    B. 饮食上要注意合理营养，定时、规律

    C. 可服用各种补品、浓茶、咖啡、酒等易兴奋食品

    D. 尽量为其创造一个安静、舒适、温馨的休息睡眠环境

    E. 合理安排作息时间

A2 型题

21. 张某，女，45 岁。精神分裂症病史 3 年余，现于家中休息，近日突然拒绝服药，称自己没有病，社区护士应考虑

    A. 病人痊愈

    B. 停止用药

    C. 病人病情有复发的迹象，应该及时向专科医生咨询或送病人到医院复诊

    D. 坚持服药

    E. 心理干预

22. 李某，男，50 岁。因"右侧肢体无力 5 天"入院，入院诊断为"左侧脑梗死，右侧偏瘫"，CT 显示左侧基底核区低密度阴影。如病人入院后神志清醒且无进行性脑卒中表现，可尽早开始康复治疗，其目的是

    A. 增强肌力   B. 恢复平衡能力

    C. 恢复协调能力   D. 预防并发症和继发性损伤

    E. 恢复生活处理能力

A3 型题

(23～25 题共用题干)

王某，男，52 岁，3 个月前因外伤脊柱受损，致双下肢瘫痪，现在家中疗养。

23. 社区护士小李首先对王某家庭开展集体心理干预，其主要目的是

    A. 协助家庭成员重新认识和适应现实，重建家庭新秩序

    B. 协助解决家庭成员的心理障碍

    C. 解决夫妻间的矛盾

    D. 促进家庭关系改善

    E. 解决王某的心理障碍

24. 建议给王某使用的辅助性支具为

    A. 拐杖   B. 轮椅   C. 推车

    D. 助视器   E. 助听器

25. 指导王某家庭设施环境改造，**不正确**的是

    A. 在家庭中应以轨道式拉门为宜

B. 门把手、电灯开关、水龙头、洗脸池等的高度均应低于一般常规高度

C. 病人的床应高于普通床，并使用活动床栏拦住

D. 楼梯、走廊和房间的墙壁上安有扶手

E. 地面平坦、防滑且没有高低差

（26～27题共用题干）

赵某，女，55岁。精神分裂症病史1年余，现于家中休息。

26. 社区护士小李对赵某的家庭护理措施中，**错误的**是

A. 遵医嘱，指导病人按时按量服药　　B. 合理安排日常生活

C. 主动观察病人病情变化　　　　　　D. 禁止参加社交活动

E. 开展心理护理

27. 对赵某的用药护理，**错误的**是

A. 做好说服解释工作，使赵某遵医嘱按时按量服药

B. 动员家属督促赵某服药下肚

C. 密切观察赵某用药反应

D. 如赵某出现用药不良反应，须调整用药量

E. 用药期间如出现头昏、恶心呕吐等症状时，应及时复诊

（二）名词解释

1. 康复　　　　　　　　　　　　　3. 残疾人

2. 社区康复护理　　　　　　　　　4. 康复三级预防

（三）简答题

1. 简述社区康复护理的内容。

2. 社区康复护理的特点是什么？

3. 脑卒中病人康复护理评定的内容有哪些？

（四）思考题

1. 张先生，55岁。3个月前突然出现四肢麻木，右侧肢体活动受限，言语不清，急诊入院。CT诊断为"右侧基底核区脑梗死"。经治疗病情稳定后出院回家休养。目前张先生日常生活活动大部分能自理，足下垂，内翻，画圈步态。

（1）如何对张先生进行康复护理评定？

（2）如何对张先生进行康复护理？

2. 孙女士，35岁，小学教师。5个月前，因患有精神分裂症而入院治疗，现病情缓解，在家休养。

（1）如何对孙女士进行家庭康复护理？

（2）为尽早让孙女士回归社会，应采取哪些措施？

附录一 模拟试卷（一）

（一）**选择题**（60分，每题1分）

A1型题

1. 构成社区的第一要素是
    A. 人群   B. 地域   C. 社区认同感
    D. 管理机构   E. 配套设施

2. 社区居民在共同生活中学习和掌握社会知识、技能与规范，还与其他居民沟通交流、相互影响，逐渐形成了社区特有的风俗习惯、文化特征、价值观念和意识形态。体现了社区的
    A. 生产、分配与消费功能   B. 社会化功能
    C. 社会控制功能   D. 社会参与功能
    E. 互相支持功能

3. 社区卫生服务对人生命的全过程以及疾病发生、发展的全过程提供服务。体现了社区卫生服务的特点是
    A. 公益性   B. 主动性   C. 全面性
    D. 综合性   E. 连续性

4. **不属于**社区护理服务范围的是
    A. 健康教育   B. 社区预防服务   C. 临床疾病治疗
    D. 社区转诊服务   E. 社区康复服务

5. 下列**不属于**社区护士角色的是
    A. 领导者   B. 观察者   C. 协调者
    D. 研究者   E. 合作者

6. 我国最常见的家庭类型是
    A. 单亲家庭   B. 主干家庭   C. 核心家庭
    D. 联合家庭   E. 特殊家庭

7. 关于社区护理诊断，描述**错误的**是
    A. 是判断社区现存健康问题的过程
    B. 通常采用 PSE 方式陈述
    C. 当出现多个社区护理诊断时，应根据问题的重要性、紧迫性进行排序
    D. 社区护理诊断是在社区评估的基础上作出的
    E. 是社区护理程序的第二个步骤

8. 关于生态平衡的描述，**错误的**是
    A. 平衡状态是生物进化过程中建立起来的协调的、相互补偿的关系

  B. 生态平衡具有相对性

  C. 生态平衡是静止的

  D. 生态系统可以进行自我调节，建立新的平衡

  E. 生态系统的自我调节能力是有限的，外界影响一旦超出其限度，就会导致生态失衡

9. 地壳表面化学元素分布不均，可导致当地居民对某种化学元素摄入过多或过少，从而引起的疾病称为

  A. 传染病   B. 地球化学性疾病   C. 职业病

  D. 公害病   E. 自然疫源性疾病

10. 由于环境污染对人的健康造成急性危害的事件是

  A. 水俣病   B. 致突变作用   C. 温室效应

  D. 伦敦烟雾事件   E. 臭氧层破坏

11. 心身疾病的主要病因是

  A. 社会、心理因素   B. 职业有害因素   C. 环境污染

  D. 失业因素   E. 饮食不卫生

12. 全球变暖的主要原因是

  A. 太阳辐射的增强   B. 全球能源的增多   C. 温室效应的发生

  D. 火山爆发的影响   E. 臭氧层的破坏

13. 20 世纪 50 年代中期到 70 年代初期，引起日本水俣病的是

  A. 铅   B. 铬   C. 甲基汞

  D. 锰   E. 锌

14. 流行病学的研究对象是

  A. 疾病   B. 病人   C. 人群

  D. 健康人   E. 亚健康人群

15. 某病在一定地区的发病率呈历年的一般水平，应属于

  A. 暴发   B. 流行   C. 大流行

  D. 暴发流行   E. 散发

16. 流行性感冒每隔 10~15 年出现一次世界性的大流行，说明该病具有

  A. 季节性   B. 短期波动   C. 周期性

  D. 长期变异   E. 地方性

17. 按照一定的顺序，机械地每间隔一定数量的单位抽取一个单位，这种抽样方法为

  A. 单纯随机抽样   B. 整群抽样   C. 分层抽样

  D. 系统抽样   E. 多级抽样

18. 在流行病学分析性研究中，从"果"到"因"的调查研究为

  A. 病例对照研究   B. 队列研究   C. 现况研究

  D. 实验研究   E. 抽样调查

19. 计算患病率的分子是

  A. 观察期间某病的新发病例数   B. 观察期间某病的现患病例数

  C. 观察期间之前某病的患病人数   D. 观察期间某病的暴露人口

  E. 以上均不是

20. 健康档案管理的重点人群**不包括**
    A. 0～6 岁儿童　　　　　B. 孕产妇　　　　　　C. 老年人
    D. 健康成年男性　　　　E. 残疾人

21. 下列有关建立居民健康档案的作用中，说法**错误的**是
    A. 为解决社区居民健康问题提供依据
    B. 不能作为司法工作的参考依据
    C. 为护理教学与科研提供信息资料
    D. 为制定卫生政策提供依据
    E. 为评价社区卫生服务质量提供依据

22. Duvall 家庭生活周期中，父母独处至退休（所有孩子离家至退休），此阶段属于
    A. 生产期　　　　　　　B. 学龄期　　　　　　C. 空巢期
    D. 老年期　　　　　　　E. 年轻人期

23. 以下**不属于**健康家庭特征的是
    A. 健康的生活方式和行为习惯
    B. 有利于家庭成员成长的环境与氛围
    C. 家庭成员之间沟通无障碍
    D. 家庭成员角色关系保持不变
    E. 与外界保持密切的联系

24. 家庭访视的准备内容**不包括**
    A. 确立访视对象　　　　B. 查阅资料　　　　　C. 确定访视目的
    D. 安排访视路线　　　　E. 制订家庭护理计划

25. 在家庭访视过程中，**不正确**的做法是
    A. 仪表端庄，着装得体
    B. 不能以暗示的言语影响访视对象对问题的认识和判断
    C. 密切注意访视对象语言和非语言的表现
    D. 家访时间控制在 0.5～1 小时为宜
    E. 直接收取相关费用

26. 现在影响健康的最主要因素是
    A. 环境因素　　　　　　B. 行为和生活方式因素　　C. 生物学因素
    D. 卫生服务因素　　　　E. 吸烟

27. 健康教育的核心问题是改变个体或群体的
    A. 知识　　　　　　　　B. 态度　　　　　　　C. 行为
    D. 价值观　　　　　　　E. 信念

28. 改善环境，保护环境，防止环境污染属于预防措施的
    A. 第一级预防　　　　　B. 第二级预防　　　　C. 第三级预防
    D. 第四级预防　　　　　E. 以上都不是

29. 针对不同的疾病，三级预防的策略和措施各有侧重。对于病因明确的疾病，主要采取
    A. 第一级预防　　　　　B. 第二级预防　　　　C. 第三级预防
    D. 第四级预防　　　　　E. 以上都不是

30. 与 A 型行为模式关系最为密切的疾病是
    A. 恶性肿瘤   B. 糖尿病   C. 冠心病
    D. 传染病   E. 抑郁症

31. 以下**不属于**制订健康教育计划的内容是
    A. 确定教育内容   B. 选择教育材料   C. 确定教育方法
    D. 项目经费预算   E. 教育对象的评估

32. 健康促进的工作主体是
    A. 政府或政策制定者   B. 各种规模的医疗机构   C. 社区
    D. 病人   E. 社区人群

33. 下列**不属于**健康促进活动领域的是
    A. 制定健康的公共政策   B. 创造支持性环境   C. 加强社区活动
    D. 主导社会民主进程   E. 调整卫生服务方向

34. 对新生儿的保健与护理措施是
    A. 指导辅食添加   B. 培养良好的行为和生活习惯
    C. 大力提倡母乳喂养   D. 加强早期教育
    E. 预防意外

35. 对产褥期的妇女首次进行家庭访视的时间是
    A. 在产后 30 天   B. 在产后 7 天或出院 3 天内
    C. 产后 14 天   D. 在产后 45 天
    E. 产后 3 天

36. 围绝经期综合征**不包括**
    A. 潮热、出汗   B. 情绪不稳定
    C. 紧张或焦虑   D. 失眠
    E. 生殖器官的恶性病变症状

37. 我国划分老年人的标准是
    A. 45～59 岁   B. 60～89 岁   C. 90 岁及以上
    D. 65 岁及以上   E. 100 岁以上

38. 我国对老龄化社会的划分标准是
    A. 65 岁及以上人口占总人口数的 7% 以上
    B. 65 岁及以上人口占总人口数的 10% 以上
    C. 60 岁及以上人口占总人口数的 15% 以上
    D. 60 岁及以上人口占总人口数的 10% 以上
    E. 以上都不对

39. 以下社区老年人保健与护理措施中，**错误的**是
    A. 居住环境舒适安全   B. 合理安排作息
    C. 合理营养   D. 安全用药
    E. 每 2 年进行 1 次健康检查

40. 关于慢性病的特征，描述**不正确**的是
    A. 病因复杂   B. 多起病急，症状明显
    C. 病理改变多不可逆   D. 预防效果明显

E. 病程长，并发症多

41. 下列**不属于**高血压危险因素的是
    A. 超重和肥胖　　　　　B. 高盐饮食　　　　　C. 过量饮酒
    D. 遗传因素　　　　　　E. 经常运动

42. 在社区中，对于原发性高血压病人，每年要提供面对面的随访至少
    A. 1次　　　　　　　　B. 2次　　　　　　　C. 4次
    D. 6次　　　　　　　　E. 8次

43. 对高血压病人，每天限制食盐摄入量**不超过**
    A. 4g/d　　　　　　　B. 6g/d　　　　　　　C. 8g/d
    D. 12g/d　　　　　　　E. 14g/d

44. 以下**不属于**诱发糖尿病的可改变危险因素
    A. 膳食不合理　　　　　B. 肥胖或超重　　　　C. 高血压、高血脂
    D. 精神紧张　　　　　　E. 遗传因素

45. 以下**不能**作为传染源的是
    A. 病人　　　　　　　　B. 病原体携带者　　　C. 隐性感染者
    D. 污染的水源　　　　　E. 受感染的动物

46. 对社区肺结核病人的家访内容，**不包括**
    A. 健康教育
    B. 核实服药情况
    C. 核查剩余药品量
    D. 抽查尿液
    E. 出现不良反应，立即自行停止用药

47. 预防肺结核流行的最重要措施是
    A. 加强营养　　　　　　B. 接种卡介苗　　　　C. 加强登记管理
    D. 做好痰的处理　　　　E. 治疗肺结核病人

48. 康复的主要目的是
    A. 病人完全健康　　　　　　　　B. 增加活动能力
    C. 以社会为导向，进行康复　　　D. 最大水平提高功能，回归社会
    E. 心理健康

49. 社区康复任务**不包括**
    A. 提供就业咨询辅导和训练　　　B. 残疾儿童的特殊教育
    C. 提供疾病治疗　　　　　　　　D. 社区康复训练
    E. 心理调整和干预

50. 脑卒中病人的日常生活活动能力训练内容中，**不包括**的是
    A. 床上运动训练　　　　B. 移动训练　　　　　C. 心理康复干预
    D. 更衣训练　　　　　　E. 个人卫生训练

A2 型题

51. 小陈在某社区卫生服务中心工作，要经常面对具有不同背景的合作者和护理对象。这要求小陈具备
    A. 人际沟通能力　　　　B. 自我防护能力　　　C. 健康教育能力

D. 科学研究能力　　　　　　　　E. 分析决策能力

52. 护士小王在社区中对一组慢性支气管炎病人和一组未患慢性支气管炎但有可比性的人，调查他们的接触粉尘历史，其目的为通过比较两组的差别，检验接触粉尘与慢性支气管炎有无因果联系的假设。这种研究方法是
    A. 现况调查　　　　　　　B. 病例对照研究　　　　　　C. 队列研究
    D. 实验研究　　　　　　　E. 现场试验

53. 张大爷，65 岁。社区护士小李在给张大爷制订的保健措施中，**不正确**的是
    A. 心理保健　　　　　　　B. 生活保健　　　　　　　　C. 合理营养
    D. 安全用药　　　　　　　E. 每 2 年进行 1 次体检

54. 李某，男，58 岁。原发性高血压病史 5 年，吸烟 25 年，肥胖，血压 160/95mmHg。以下健康教育**错误的**是
    A. 遵医嘱用药　　　　　　B. 保持稳定情绪　　　　　　C. 高热量、高脂饮食
    D. 适当运动　　　　　　　E. 戒烟

55. 赵先生，男，35 岁。患精神分裂症 1 年，一直服药治疗，近日出现头昏、恶心呕吐、流涎、四肢僵硬等症状。社区护士应指导
    A. 及时就医，遵医嘱调整服药剂量或换药
    B. 自行减半剂量
    C. 可加大药物剂量
    D. 立即停止用药
    E. 以上都不对

A3 型题

(56～57 题共用题干)

李某，男，48 岁，公司经理，其个性倔强，容易冲动，经常由于一点小事与下属发脾气，每天工作很紧张，周围人都很惧怕他。

56. 李某的行为属于
    A. C 型行为　　　　　　　B. A 型行为　　　　　　　　C. B 型行为
    D. D 型行为　　　　　　　E. E 型行为

57. 该男子较别人更容易患
    A. 冠心病　　　　　　　　B. 糖尿病　　　　　　　　　C. 关节炎
    D. 耳聋　　　　　　　　　E. 恶性肿瘤

(58～60 题共用题干)

某社区 10 万人口，截至 2011 年底，因各种疾病死亡 800 人，其中患恶性肿瘤 150 人，死亡 50 人。2011 年共新出现结核病例 15 人。

58. 该县 2011 年总死亡率为
    A. 800/10 万　　　　　　　B. 50/150　　　　　　　　　C. 50/10 万
    D. 15/10 万　　　　　　　 E. 资料不足，不能计算

59. 根据上述资料，恶性肿瘤的病死率为
    A. 150/800　　　　　　　　B. 50/800　　　　　　　　　C. 50/150
    D. 15/150　　　　　　　　 E. 15/50

60. 根据上述资料，结核病的发病率是

A. 150/800   B. 15/10 万   C. 800/10 万

D. 15/800   E. 15/50

（二）名词解释（15 分，每题 3 分）

1. 社区卫生服务

2. 社区健康教育

3. 慢性病

4. 社区康复

5. 家庭护理

（三）简答题（15 分，每题 5 分）

1. 简述社区护理程序的内容。

2. 简述社区健康家庭的特征。

3. 简述慢性病的防制措施。

（四）思考题（10 分）

社区护士小王在社区护理评估中发现，社区居民患高血压的人较多。该社区居民生活条件较好，肉类等高脂肪食物摄入多，生活规律性差，大家都认为这是生活条件改善的好处，不会导致严重疾病。小王决定针对高血压开展社区健康教育。

（1）如何制订社区健康教育计划？

（2）对该社区居民可采取哪些形式的健康教育？

附录二 模拟试卷（二）

（一）选择题（60分，每题1分）

A1型题

1. 制订社区健康教育计划的具体措施中**不包括**
   - A. 教育内容
   - B. 教育地点
   - C. 师资
   - D. 评价
   - E. 教育方法

2. 说明胃癌的严重程度宜采用的指标是
   - A. 患病率
   - B. 发病率
   - C. 死亡率
   - D. 病死率
   - E. 感染率

3. 社区卫生服务的对象是
   - A. 健康人群
   - B. 亚健康人群
   - C. 所有人群
   - D. 儿童和妇女
   - E. 老年人等重点人群

4. 现代健康观认为，健康是指
   - A. 没有生物学疾病
   - B. 没有心理及身体疾病
   - C. 没有虚弱
   - D. 身体、精神和社会生活的完好状态
   - E. 健康就是没有疾病

5. 接种麻疹减毒活疫苗预防麻疹属于
   - A. 第一级预防
   - B. 第二级预防
   - C. 第三级预防
   - D. 第四级预防
   - E. 以上都不是

6. 减少慢性病危险因素对人群侵袭的重要途径是
   - A. 改善社区卫生状况
   - B. 改善经济状况
   - C. 促进健康生活
   - D. 改善营养状况
   - E. 加强体育锻炼

7. 健康教育的核心是
   - A. 传播知识
   - B. 降低患病率
   - C. 加强行为干预
   - D. 着眼于家庭社区
   - E. 人群保健

8. 某单位在24小时内，突然数百人食物中毒，这种情况称为
   - A. 暴发
   - B. 散发
   - C. 流行
   - D. 大流行
   - E. 暴发流行

9. 培训操作技能的最好方法是
   - A. 讲授法
   - B. 角色扮演
   - C. 案例分析
   - D. 示教与反示教
   - E. 画报

10. 家庭访视时首先要做的准备工作是
    A. 明确访视目的　　　　　　　　B. 确定访视对象的优先次序
    C. 准备家庭访视的用物　　　　　D. 安排路线
    E. 绘制家系图

11. 社区护士评价家庭成员对事物的看法及行为规范是为了评价家庭的
    A. 交流方式　　　　B. 权力机构　　　　C. 家庭角色
    D. 价值观　　　　　E. 家庭类型

12. 社区服务的性质**不包括**
    A. 公益性　　　　　B. 连续性　　　　　C. 互助性
    D. 赢利性　　　　　E. 可及性

13. 第一级预防措施**不包括**
    A. 鼓励戒烟限酒　　　　　　　　B. 计划免疫
    C. 早发现、早诊断、早治疗　　　D. 开车自觉系安全带
    E. 注重环境卫生

14. 社区护士制订家庭护理计划时应遵循的原则是
    A. 社区护士和家庭共同制订
    B. 按家庭决策者的意见制订
    C. 由社区护士制订
    D. 由全科医生制订
    E. 由社区护士和全科医生共同制订

15. 关于老年人的平衡膳食，描述**错误的**是
    A. 高纤维素　　　　B. 低脂　　　　　C. 保证优质蛋白
    D. 增加热量摄入　　E. 低盐

16. 产褥期是指从胎儿娩出到
    A. 产后 2 周　　　　B. 产后 4 周　　　　C. 产后 6 周
    D. 产后 5 周　　　　E. 产后 90 天

17. 空巢期家庭的主要发展任务是
    A. 调整进入父母角色
    B. 巩固婚姻关系，计划退休后生活
    C. 把孩子从家庭释放到社会
    D. 教育孩子，使孩子社会化
    E. 适应退休生活，应对各种疾病或事件

18. 下列关于健康教育与卫生宣传关系的说法中，正确的是
    A. 两者完全一样　　　　　　　　B. 卫生宣传是健康教育的重要手段
    C. 健康教育是卫生宣传的手段　　D. 健康教育与卫生宣传无任何关系
    E. 卫生宣传和健康教育的对象不同

19. 病例对照研究是
    A. 由"因"推"果"
    B. 由"果"推"因"
    C. 描述"因"和"果"在某一时点的分布

    D. 由"果"推"因"再由"因"推"果"

    E. 实验性研究

20. 某年内发生某病的新病例与同年暴露人口数之比是

    A. 发病率　　　　　　　B. 病死率　　　　　　　C. 患病率

    D. 死亡率　　　　　　　E. 感染率

21. **不属于**疾病时间分布的表现形式的是

    A. 短期波动　　　　　　B. 季节性　　　　　　　C. 地方性

    D. 周期性　　　　　　　E. 长期变异

22. **不是**导致慢性病危险因素的饮食是

    A. 高胆固醇饮食　　　　B. 高盐饮食　　　　　　C. 高纤维素饮食

    D. 高动物脂肪饮食　　　E. 高热量饮食

23. 以下**不属于**现况调查的目的是

    A. 描述疾病或健康状况的分布

    B. 描述某些因素或特征与疾病的联系

    C. 确定某因素与疾病之间的因果关系

    D. 为评价防制措施效果提供科学依据

    E. 是流行病学调查的一种方式

24. 有关"知-信-行"理论，以下**不正确**的是

    A. 知是基础，信是动力

    B. 有了知识不一定能改变行为

    C. 有了信念就一定能改变行为

    D. 健康行为建立和维持是一项长期的工作

    E. 以上都不是

25. 与普查相比，抽样调查的主要优点是

    A. 可以早期发现病人　　　　　　B. 能得到可靠的人群信息

    C. 可用于发病率特别低的疾病　　D. 节省资源

    E. 以上都不是

26. 根据 WHO 规定，衡量一个发展中国家是否为老年型国家，其标准为

    A. 60 岁及以上的老年人口比例>5%

    B. 60 岁及以上的老年人口比例>10%

    C. 65 岁及以上的老年人口比例>5%

    D. 65 岁及以上的老年人口比例>10%

    E. 60 岁及以上的老年人口比例>15%

27. 环境污染对健康影响的特征**不包括**

    A. 影响范围大、人群广泛

    B. 低浓度长期作用

    C. 对人群健康影响的多样性综合作用

    D. 复杂性

    E. 环境污染对健康的危害无个体差异

28. 下列各年龄阶段中将预防龋齿、近视、脊柱弯曲作为保健重点的是

　　A. 学龄前期　　　　　　　B. 学龄期　　　　　　　C. 青少年期

　　D. 婴儿期　　　　　　　　E. 成年期

29. 某病的患病率是指

　　A. 某病新发病例数/同期平均人口数

　　B. 曾患某病的总人口数/同期平均人口数

　　C. 所有疾病患病人数/年平均人口数

　　D. 某病新旧病例数/同期平均人口数

　　E. 以上都不是

30. 就当前情况来看，影响人类健康的最主要因素是

　　A. 行为和生活方式因素　　B. 环境因素　　　　　　C. 生物遗传因素

　　D. 医疗卫生服务　　　　　E. 心理因素

31. 关于社区护理措施的制订，下列陈述**不正确**的是

　　A. 与社区人群达成共识

　　B. 要考虑到社区的人力、物力和财力

　　C. 针对社区护理问题制订措施

　　D. 主要针对那些没有具体健康问题的服务对象

　　E. 在社区护理评估的基础上制订措施

32. 下列有关社区护理特点的叙述，**不正确**的是

　　A. 以健康为中心　　　　　　B. 以病人为对象

　　C. 有较高的自主权和独立性　　D. 与多部门合作提供综合服务

　　E. 服务多样化

33. 在生态系统中，属于生产者的是

　　A. 人　　　　　　　　　　　B. 牛、马、羊等

　　C. 狮、虎等　　　　　　　　D. 细菌、真菌和土壤原生动物

　　E. 绿色植物

34. 以下属于环境污染对健康的急性危害的是

　　A. 英国伦敦烟雾事件　　B. 水俣病　　　　　　　C. 痛痛病

　　D. 反应停事件　　　　　E. 温室效应

35. 以下**不属于**个人健康档案内容的是

　　A. 居民健康档案封面　　B. 个人基本信息　　　　C. 健康体检记录

　　D. 社区评估资料　　　　E. 居民健康档案信息卡

36. 在建立社区居民健康档案的过程中，接诊记录表多采用 "S-O-A-P" 形式进行描述，其中 "S" 表示

　　A. 主观资料　　　　　　　　　B. 客观资料

　　C. 对健康问题的评估　　　　　D. 根据评估结果制订的处理计划

　　E. 治疗方案

37. 2013 年 10 月 28 日，下列传染病中被国家卫生计生委纳入法定乙类传染病的是

　　A. 丙型肝炎　　　　　　B. 人感染 H7N9 禽流感　　C. 细菌性痢疾

　　D. 艾滋病　　　　　　　E. 霍乱

38. 对肺结核病人家庭访视中，**不包括**

A. 健康教育   B. 核实服药情况、核查剩余药品量

C. 抽查尿液   D. 督促按期门诊取药和复查

E. 接种卡介苗

39. 一旦发现感染了手足口病，应及时就医，避免与外界接触，一般隔离时间为

     A. 1 周   B. 2 周   C. 3 周

     D. 4 周   E. 5 周

40. 社区康复护理的对象，**不包括**

     A. 残疾人   B. 老年人   C. 慢性病病人

     D. 传染病病人   E. 中风病人

41. 组织残疾人与非残疾人一起开展文娱、体育和社会活动，以及组织残疾人自己的文体活动，这项措施应属于

     A. 社区康复护理评估   B. 康复三级预防   C. 康复治疗环境

     D. 康复教育   E. 社会康复

42. 关于社区康复护理的特点，描述的**不正确**是

     A. 立足社区，从社区的实际情况出发

     B. 提供全面的康复护理

     C. 强调功能训练

     D. 依靠先进的康复仪器和设备

     E. 重视心理护理

43. 目前重点防制的慢性病之首是

     A. 高血压   B. 慢性胃炎   C. 慢性支气管炎

     D. 慢性肾炎   E. 职业病

44. 下列关于筛检的说法正确的是

     A. 从有病的人群中确诊病人

     B. 是一种诊断方法

     C. 从无病的人群中找出病人

     D. 筛检阳性的人不需要再确诊

     E. 从表面健康的人群中查出某病的可疑病人

45. 导致慢性病发病的**不可改变**的危险因素是

     A. 缺乏体育锻炼   B. 酗酒   C. 精神过度紧张

     D. 遗传   E. 高盐饮食

46. 以下对环境污染描述**错误的**是

     A. 可由各种人为的或自然的原因引起

     B. 造成环境质量恶化，破坏了生态平衡

     C. 不会造成环境理化结构的改变

     D. 对人类健康可造成直接的、间接的或潜在的有害影响

     E. 严重的环境污染叫作公害

47. 下列**不属于**健康内涵的是

     A. 生理健康   B. 心理健康   C. 社会适应良好

     D. 道德健康   E. 文化水平

48. 筛选和发现无症状的糖尿病及糖耐量低的人群，属于糖尿病的

    A. 第一级预防   B. 第二级预防   C. 第三级预防

    D. 第四级预防   E. 以上都不对

49. 人类的健康直接或间接地受到社会因素的影响。以下描述**错误的**是

    A. 社会因素可直接或间接作用于人体而影响人类的健康

    B. 社会经济发展是提高人群健康水平的根本保证

    C. 卫生政策是提高人群健康水平的决定性因素

    D. 在一定条件下，人口发展决定了人们的生活水平和健康水平

    E. 人群的健康水平不受教育程度的影响

50. 在进行健康教育评价时，反映个体或人群卫生知识水平的指标是

    A. 社区健康教育普及率   B. 健康行为形成率

    C. 卫生知识普及率   D. 不良行为或习惯转变率

    E. 人均期望寿命

A2 型题

51. 王某，女，9 岁，二年级学生，父母常年在国外经商，每月都给王某寄来一大笔生活费用，但王某经常郁郁寡欢，从家庭功能的角度考虑，这个家庭主要缺失的功能是

    A. 经济功能   B. 生育功能   C. 抚养功能

    D. 休息和娱乐功能   E. 社会化功能

52. 护士小王在社区调查中发现社区环境卫生较差，无公共厕所，于是小王就上报和呼吁有关部门予以解决。小王的这种工作体现了社区护士的

    A. 护理者   B. 健康教育者与咨询者   C. 观察者与研究者

    D. 健康代言人   E. 组织者与管理者

53. 张某，女，55 岁。因更年期情绪问题到社区寻求帮助，更年期精神心理状态改变主要表现在

    A. 紧张、焦虑   B. 情绪低落，易激动，情感脆弱

    C. 个性及行为改变   D. 急躁、发怒

    E. 以上表现都有

54. 小王，25 岁，公司职员，性格内向，不善与人交往，经常压抑自己的情绪。小王的性格属于

    A. A 型性格   B. B 型性格   C. C 型性格

    D. D 型性格   E. E 型性格

55. 李某，女，38 岁，患抑郁症 2 年，近一个星期出现失眠，常感叹生活没有意义。社区护士应指导家属重点做好

    A. 病人安全护理   B. 患病人饮食护理   C. 病人用药护理

    D. 病人生活护理   E. 康复护理

A3 型题

（56～58 题共用题干）

护士小王在社区评估中发现该社区患高血压的人较多，且发病率呈逐年上升趋势，而社区人群普遍缺乏高血压的相关知识。

56. 针对该社区，小王首要采取的社区护理措施是

A. 筛检高血压危险人群　　B. 护理高血压病人　　　　C. 指导高血压病人饮食

D. 开展健康教育　　　　　E. 印发宣传单

57. 社区高血压的发病率是指

A. 高血压新发病例数/社区平均人口数

B. 高血压新旧患病人数/社区平均人口数

C. 所有疾病患病人数/社区平均人口数

D. 高血压死亡人数/社区平均人口数

E. 以上都不是

58. 如果通过半年的健康教育，选用最恰当的评价指标是

A. 高血压的发病率　　　　　　　　B. 高血压的患病率

C. 社区高血压的病死率　　　　　　D. 开展高血压知识宣传的次数

E. 社区人群高血压知识普及率

（59～60 题共用题干）

赵女士，28 岁，顺产 1 女婴，产后出院，现在家中休养。

59. 社区护士对产褥期的赵女士进行家庭访视，至少需要

A. 1 次　　　　　　　　　B. 2 次　　　　　　　　　C. 3 次

D. 5 次　　　　　　　　　E. 7 次

60. 社区护士家庭访视的内容，**不包括**

A. 了解赵女士的一般情况，包括精神、睡眠、饮食及大小便等

B. 观察子宫复旧和产后排尿情况

C. 观察恶露，有无产褥感染

D. 检查腹部、会阴及乳房等

E. 如出现产后感染，及时给予药物治疗

（二）名词解释（15 分，每题 3 分）

1. 社区护理　　　　　　　　　　　　4. 传染病

2. 健康促进　　　　　　　　　　　　5. 康复

3. 生态平衡

（三）简答题（15 分，每题 5 分）

1. 简述社区卫生服务的特点。

2. 简述环境污染对人体健康影响的特点。

3. 简述社区康复护理的实施原则。

（四）思考题（10 分）

孙先生，55 岁，3 个月前突发中风。经医院治疗病情稳定后出院回家休养。目前孙先生日常生活活动大部分能自理，足下垂，内翻，画圈步态。请问：

（1）张先生存在的主要功能障碍有哪些？

（2）如何对张先生进行康复护理？

附录三　参考答案

第一章　绪　论

(一) 选择题

1. B　　2. E　　3. B　　4. C　　5. C　　6. E　　7. C　　8. D　　9. E
10. C　　11. A　　12. A　　13. B　　14. B　　15. C　　16. D　　17. A　　18. C
19. E　　20. C　　21. C　　22. B　　23. C　　24. E　　25. A　　26. D　　27. D
28. C　　29. D　　30. B

(二) 名词解释

1. 社区　由若干社会群体（家庭、氏族）或社会组织（机关、团体）聚集在某一地域里所形成的一个在生活上相互关联的大集体。

2. 社区卫生服务　是以健康为中心，家庭为单位，社区为范围，需求为向导，以妇女、儿童、老年人、慢性病人、残疾人等为重点，融预防、医疗、保健、康复、健康教育及计划生育技术指导等六位一体的基层卫生服务。

3. 社区护理　是将护理学与公共卫生学理论相结合，用以促进和维护社区人群健康的一门综合学科。

(三) 简答题

1. 社区卫生服务的特点：①公益性；②主动性；③综合性；④连续性；⑤可及性。

2. 社区护理程序的内容包括社区护理评估、社区护理诊断、制订社区护理计划、实施社区护理计划和社区护理评价五个步骤。

3. 社区护士应具备的素质：①具有良好的职业道德和强烈的责任感。②具有健康的身体素质和心理素质。③具有丰富的知识、技能与经验。

社区护士应具备的能力：①人际沟通能力。②实际操作能力。③健康教育能力。④分析决策能力。⑤组织管理能力。⑥科学研究能力。⑦自我防护能力。

(四) 思考题

(略)

第二章　环境与健康

(一) 选择题

1. B　　2. E　　3. A　　4. C　　5. A　　6. C　　7. A　　8. C　　9. D
10. E　　11. C　　12. E　　13. A　　14. D　　15. C　　16. E　　17. C　　18. C

19. A　　20. E　　21. B　　22. A　　23. D　　24. C　　25. A　　26. C　　27. C
28. D　　29. D　　30. B　　31. C　　32. B　　33. A　　34. A　　35. C

（二）名词解释

1. 环境　是环绕于地球上的人类空间以及其中直接或间接影响人类生存和发展的各种自然因素及社会因素的总和。

2. 生态系统　是在一定空间范围内，生物群落与周围环境通过物质循环、能量流动和信息传递，共同构成的生物与环境的结合体。

3. 生态平衡　是生态系统内部在一定条件和时间下保持着自然的、暂时的相对平衡状态。

4. 环境污染　是由于各种自然或人为的原因，使环境的构成或状态发生变化，扰乱和破坏了生态系统，对人类和其他生物造成直接的、间接的或潜在的有害影响。

5. 生活事件　是造成人们生活上发生变化，并要求对其适应和应付的社会生活情境和事件。

（三）简答题

1. 环境污染对人体健康影响的特点：广泛性、长期性、复杂性和多样性。

2. 环境污染物的种类包括化学性污染物、物理性污染物和生物性污染物。环境污染物的来源包括生产性污染、生活性污染和其他污染。生产性污染是造成环境污染的主要来源。

3. 社会制度对健康的影响包括：①分配制度对健康的影响。②社会制度对卫生政策的决定作用。③社会制度对健康行为的影响

（四）思考题

（略）

第三章　社区护理中常用的流行病学方法与评价指标

（一）选择题

1. B　　2. C　　3. C　　4. A　　5. A　　6. C　　7. E　　8. E　　9. A
10. A　　11. B　　12. D　　13. E　　14. C　　15. D　　16. B　　17. E　　18. D
19. A　　20. C　　21. B　　22. B　　23. D　　24. A　　25. B

（二）名词解释

1. 暴发　指在一个局部地区或集体单位人群中，短时间内突然有很多相同或相似的病人出现的现象，大多数病人同时出现在该病的最长潜伏期内。

2. 流行　指某病在某地区发病率显著超过该病历年的散发发病率水平。

3. 疾病的"三间分布"　是指通过观察疾病在人群中的发生、发展和消退，描述疾病在不同时间、不同地区和不同人群中的频率与分布的现象。

4. 季节性　疾病在每年的一定季节内呈现发病率升高的现象。

5. 发病率　表示在一定期内（一般为一年）一定人群中某病新发病例出现的频率。

6. 筛检　是运用快速简便的实验检查或其他手段，从表面健康的人群中发现那些未被识别的可疑病人或有缺陷者。

(三) 简答题

1. 流行病学的特征 ①群体特征；②比较特征；③概率论特征；④病因多因观特征；⑤预防为主特征；⑥社会心理特征；⑦发展特征。

2. 普查指在特定时点将特定范围内的全部人群（统计学中称为总体）均列为研究对象的调查。普查的目的主要包括：①早期发现、早期诊断和早期治疗病人，如妇女的乳腺癌普查。②了解疾病的基本分布情况。③了解某地区居民的健康水平。④了解人体生理生化指标的正常值范围。

3. 实验性研究又称流行病学实验，基本原理是按随机分配的原则，将研究对象分为两组，人为地给一组某种干预（如某种措施或新药），作为实验组，另一组不给这种干预或给予安慰剂，作为对照组，然后随访观察一定时间，比较两组的发病率或死亡率等指标，以判断这种干预的作用。根据受试对象，实验性研究分为以下三类：①临床试验。②现场试验。③社区试验。

(四) 计算题

计算结果：

患病率＝632/78566×10000/万＝80.44/万

发病率＝225/78566×10000/万＝28.63/万

第四章　居民健康档案

(一) 选择题

1. B　　2. C　　3. E　　4. E　　5. B　　6. D　　7. A　　8. E　　9. B
10. C　　11. C　　12. D　　13. A　　14. B　　15. A　　16. D　　17. C

(二) 名词解释

健康档案：是医疗卫生机构为城乡居民提供医疗卫生服务过程中的规范记录，是以居民个人健康为核心、贯穿整个生命过程、涵盖各种健康相关因素的系统化文件。

(三) 简答题

1. 建立居民健康档案的作用 ①为制定卫生政策提供依据。②为解决社区居民健康问题提供依据。③为评价社区卫生服务质量和技术水平提供依据。④为司法工作提供参考依据。⑤为护理教学与科研提供信息资料。

2. 社区健康档案的内容 主要包括：①社区基本资料：社区的自然环境、社会环境、经济水平、组织机构等。②社区卫生服务资源：社区卫生服务机构、社区卫生人力资源等。③社区卫生服务状况：门诊服务、住院服务、转会诊服务、家庭服务等。④社区居民健康状况：社区人口学资料、社区居民患病资料、社区居民死亡资料、社区居民健康危险因素评估资料等。

(四) 思考题

(略)

第五章　社区家庭护理

(一) 选择题

1. E　　2. D　　3. C　　4. D　　5. A　　6. D　　7. B　　8. E　　9. E

10. C　　11. B　　12. C　　13. E　　14. C　　15. E　　16. A　　17. A　　18. E
19. D　　20. A　　21. B　　22. D　　23. D

（二）名词解释

1. 家庭　狭义的家庭即传统意义上的家庭，是指具有法定婚姻、血缘或领养关系的人们组成的长期共同生活的群体。广义的家庭即现代意义上的家庭，是指一个或具有血缘、婚姻、情感、供养的永久关系的多个人组成的共同和彼此依赖的场所。

2. 家庭护理　是以家庭为照顾单位，以家庭成员为护理对象，运用护理程序，使家庭和家庭成员达到最佳健康水平而进行的一系列护理实践活动。

3. 家庭访视　简称家访，是指为了维护和促进个体和家庭的健康，社区护士深入访视对象的家庭进行有目的的交往活动。

4. 健康家庭　指家庭中每一个成员都能感受到家庭的凝聚力，能够提供足够支持身心的内部和外部资源的家庭，它能够满足和承担个体的成长，维系个体面对生活中各种挑战的需要。

5. 居家护理　是在医嘱的前提下，社区护士直接深入病人家中，运用护理程序，针对出院后的病人或长期家庭疗养的慢性病病人、残障者、精神障碍者，提供连续的、系统的基本医疗和护理服务。

（三）简答题

1. 家庭的结构和功能　家庭的结构包括外部结构和内部结构，其中外部结构即家庭的类型，主要指家庭的人口结构。包括核心家庭、主干家庭、联合家庭、单亲家庭和特殊家庭。内部结构包括主要包括家庭的权力结构、沟通结构、角色结构和价值观结构。家庭的功能是满足家庭成员在生理、心理及社会各个层次的需求，主要包括情感满足功能、生育和性需求功能、抚养与赡养功能、社会化功能、健康照顾功能和经济支持功能。

2. 健康家庭的特征　①健康的生活方式和行为习惯。②有利于家庭成员成长的环境与氛围。③家庭成员之间沟通无限。④有积极应对问题的态度。⑤适时调整的角色关系。⑥与外界保持密切的联系。

3. 家庭护理的内容　①建立良好的人际关系。②提高心理和社会适应能力。③提供有关医疗帮助。④建立与改善有利于健康的行为和生活方式。⑤合理利用健康资源。

（四）思考题

（略）

第六章　社区健康教育与健康促进

（一）选择题

1. C　　2. E　　3. D　　4. D　　5. A　　6. D　　7. B　　8. E　　9. D
10. E　　11. D　　12. D　　13. D　　14. E　　15. D　　16. C　　17. C　　18. B
19. B　　20. A　　21. C　　22. E　　23. B

（二）名词解释

1. 健康　健康不仅是疾病与体弱的匿迹，更是身心健康、社会幸福的完美状态，把健康与生物的、心理的、社会的关系紧密联系在一起。

2. 健康教育　是通过有计划、有系统、有组织的社会或教育活动，促使人们自觉地采纳有益于健康的行为和生活方式，消除或减轻影响健康的危险因素，从而达到最佳健康状态。

3. 健康促进　是促进人们维护、控制和改善自身健康的过程，是协调人类与环境之间的战略。

4. 社区健康教育　是以社区为单位，以社区人群为教育对象，以促进社区居民健康为目标，开展的有目的、有计划、有组织、有评价的健康教育活动。

（三）简答题

1. 社区不同人群健康教育的特点

（1）健康人群：侧重于卫生保健知识和良好生活方式的养成，定期体检和健康评估，提高其对常见疾病的预防意识。

（2）高危人群：侧重于预防性健康教育，帮助他们了解疾病相关知识，掌握自我保健的技能，学习疾病的早期自我监测，纠正不良行为和生活方式。

（3）患病人群：侧重于医疗、康复知识的教育。

（4）病人家属及照顾者：侧重于疾病相关知识、自我监测技能及家庭护理技能的教育。

2. 健康促进的主要内容　包括健康教育、健康保护、预防性卫生服务。

3. 影响健康的因素　健康受多种因素的影响，主要有环境因素、行为和生活方式因素、生物学因素和卫生服务因素。环境因素包括自然环境因素和社会环境因素；行为和生活方式因素，已成为影响健康的最主要因素；生物学因素包括年龄、性别、遗传、免疫等因素；卫生服务因素主要包括卫生服务范围、内容与质量，以及医疗卫生条件等。

（四）思考题

（略）

第七章　社区重点人群的保健与护理

（一）选择题

1. B   2. C   3. B   4. D   5. E   6. C   7. B   8. C   9. B
10. E   11. E   12. C   13. A   14. E   15. C   16. A   17. E   18. C
19. E   20. B   21. C   22. C   23. B   24. E   25. D   26. C   27. D
28. B

（二）名词解释

1. 产褥期　约产后 6～8 周，是产妇全身各系统器官（除乳腺）自身恢复的一段时间。

2. 围绝经期　旧称更年期，是指妇女 40 岁后出现的从卵巢功能逐渐衰退，生殖器官开始萎缩向衰退过渡的时期，是一个逐步变化的过程。

3. 老年人口系数　又称老年人口比例（简称老年比），是指某国家或地区的总人口构成中，老年人口数占总人口数的比例，也称老龄化系数。

（三）简答题

1. 对孕妇的营养指导　①孕早期：选择易消化、吸收，清淡、适口的食物，少食多餐，摄入充足的维生素，如叶酸、维生素 B 等。②孕中期：胎儿生长发育迅速，要保证充足的热量和蛋白质，适宜的脂肪，充分的无机盐和微量元素，如钙、锌。③孕晚期：胎儿的生长发育速度最快，大脑增长达到高峰。应多吃优质动物蛋白和大豆蛋白；摄取适量的必需脂肪酸，如亚油酸；摄取足够的钙质和维生素 D；避免过量摄盐；脂肪和碳水化合物摄入不宜过多，尤其是最后 1 个月，以免胎儿过大，造成分娩困难。

2. 老年人合理运动：老年人运动应遵循安全第一、循序渐进、适量运动、持之以恒、有氧运动、全面锻炼、自我监测的原则。提倡有氧运动，如步行、慢跑、骑车、游泳、爬山、小球类运动及打太极拳等。最好的有氧运动为步行，运动时间一般在晚饭后 1 小时左右，以散步的形式进行，按国际标准（4.8km/h），步行 20 分钟即可。

（四）思考题

（略）

第八章 社区慢性病病人的管理与护理

（一）选择题

1. C	2. D	3. C	4. D	5. E	6. E	7. C	8. E	9. A
10. E	11. A	12. A	13. B	14. A	15. E	16. E	17. D	18. A
19. E	20. E	21. A	22. B	23. D	24. C	25. A	26. C	27. B
28. B	29. D	30. A	31. B	32. B	33. E	34. E	35. C	36. E
37. D	38. C	39. C	40. B	41. A	42. E	43. A		

（二）名词解释

1. 慢性病 全称是慢性非传染性疾病（NCD），指一类起病隐匿、病程长，且病情迁延不愈、缺乏明确的传染性生物病因证据，病因复杂或病因尚未完全确认的疾病的概括性总称。

2. 糖尿病 是由多种原因引起的胰岛素分泌不足和（或）作用缺陷而导致的以慢性高血糖为特征的代谢紊乱综合征。

3. 高血压 是指在静息状态下动脉收缩压和（或）舒张压增高（≥140/90mmHg），常伴有脂肪和糖代谢紊乱以及心、脑、肾和视网膜等器官功能性或器质性改变，以器官重塑为特征的全身性疾病。

4. 糖耐量异常 葡萄糖耐量即为人体对葡萄糖的耐受能力。餐后 2 小时血糖，超过正常的 7.8mmol/L，但仍未达到 11.1mmol/L 的糖尿病诊断标准（或空腹血糖升高，未达到糖尿病的诊断标准，即空腹血糖在 6.2～7.0mmol/L 之间）称糖耐量异常（或空腹葡萄糖受损）。

（三）简答题

1. 慢性病的特征 ①病因复杂。②发病隐匿，潜伏期长。③病理改变不可逆。④病程长，并发症多。⑤预防效果明显。

2. 慢性病的防制措施 ①积极推进健康生活方式，不良的行为和生活方式是慢性病最主要的危险因素。②及时发现和管理高风险人群。③完善慢性病监测信息管理。④提高慢性病诊治康复效果。⑤加强慢性病防治有效协同。⑥促进技术合作和交流。

（四）思考题

（略）

第九章　社区传染病病人的管理与护理

(一)选择题

1. D　　2. D　　3. E　　4. E　　5. B　　6. A　　7. D　　8. E　　9. D
10. E　　11. B　　12. E　　13. A　　14. C　　15. D　　16. D　　17. A　　18. A
19. C　　20. A　　21. B　　22. C　　23. D　　24. D　　25. A　　26. E　　27. E
28. A　　29. E

(二)名词解释

1. 肺结核　俗称"痨病",是由结核杆菌侵入人体肺部引起的慢性呼吸道传染病,主要通过呼吸道传播。

2. 传染病　是由病原微生物(细菌、病毒、立克次体、钩端螺旋体等)和寄生虫(原虫、蠕虫等)感染机体后引起的一组具有传染性的疾病。

3. 传染源　指体内有病原体生长繁殖,并不断向体外排出病原体的人和动物。

4. 手足口病　是由多种人肠道病毒引起的以发热和手、足、口腔等部位的皮疹或疱疹为主要症状的一种儿童常见传染病,是我国法定报告管理的丙类传染病。

5. 传播途径　指病原体从传染源体内排出后,经过一定的途径,到达并侵入新的易感者体内的过程。

(三)简答题

1. 传染病的社区管理措施　主要包括传染病的疫情管理、传染病的发现与登记、传染病的报告制度、传染病的防制管理和传染病管理效果评估等五方面。

2. 法定传染病的种类和报告时限　目前法定传染病分甲、乙、丙3类计39种,其中甲类传染病2种(鼠疫、霍乱),乙类传染病26种,丙类传染病11种。

报告时限:发现甲类传染病和乙类传染病中的肺炭疽、传染性非典型肺炎、脊髓灰质炎、人感染高致病性禽流感病人或疑似病人,应按有关要求于2小时内报告。发现其他乙、丙类传染病病人、疑似病人和规定报告的传染病病原携带者,应于24小时内报告。发现传染病暴发流行应以最快的通讯方式向属地疾病预防控制机构报告疫情。

3. 肺结核病人的社区管理措施　①病人管理:对病人监测病情,对高危人群进行筛查,做到早发现、早诊断、早治疗。②疫情报告:肺结核属于法定乙类传染病。凡肺结核或疑似肺结核病例诊断后,应于24小时报告给属地疾病预防控制机构。③督导治疗:督导病人遵医嘱服药并按要求填写《肺结核病人治疗记录卡》。④家庭访视:社区卫生服务机构对每位病人全疗程至少访视4次。⑤督导员培训:对实施督导化疗的志愿者或病人家属进行培训和技术指导。⑥健康教育:通过健康促进活动提高人群对结核病防制政策和防制知识的认识,采取相应的正确行为或改变不正确的行为,控制结核病的流行。

(四)思考题

(略)

第十章　社区康复护理

(一)选择题

1. D　　2. D　　3. D　　4. E　　5. C　　6. E　　7. A　　8. D　　9. B

10. C　　11. D　　12. B　　13. A　　14. E　　15. D　　16. A　　17. C　　18. E
19. E　　20. C　　21. C　　22. D　　23. A　　24. B　　25. C　　26. D　　27. D

（二）名词解释

1. 康复　是指综合协调应用各种措施，最大限度地恢复和发展病伤残者的身体、心理、社会、职业、娱乐、教育和周围环境相适应等方面的潜能，以减少病伤残者身体、心理和社会的障碍，使其重返社会，提高生活质量。

2. 社区康复护理　是将现代整体护理融入社区康复，在康复医师的指导下，在社区层次上，以家庭为单位，以健康为中心，以人的生命为全过程，社区护士依靠社区内各种力量，对社区病伤残者进行的综合护理。

3. 残疾人　是指包括各种原因所致的解剖结构、生理、心理功能异常和丧失，以致限制和妨碍正常的工作、生活和学习的人。

4. 康复三级预防　第一级预防指预防可能导致残疾的各种损伤或疾病，避免发生原发性残疾的过程。如优生优育、产前检查、合理营养、防治老年病、防止意外事故、注重精神卫生保健等。第二级预防指疾病或损伤发生之后，采取积极主动的措施，防止发生并发症、功能障碍或继发性残疾的过程。如早发现、早诊断、早治疗等。第三级预防指残疾已经发生，采取各种积极的措施防止残疾恶化的过程。如通过各种功能训练，改善或提高病人躯体和心理功能等。

（三）简答题

1. 社区康复护理的内容　①社区康复护理评估。②康复三级预防。③康复治疗环境，尽可能地创造安全、舒适的康复治疗环境，帮助残疾者改善家居环境及社区内无障碍生活环境，以适应残疾者的需要。④家庭康复训练。⑤康复教育。⑥职业康复。⑦社会康复。⑧转介服务。

2. 社区康复护理的特点　①立足社区，充分利用社区的各种资源，依靠社区的人力、物力、财力来开展工作，动员全社区参与，因地制宜地实施康复护理计划。②利用康复护理技术，对康复对象进行躯体、精神、教育、职业、社会生活等全面的康复护理。③强调自我护理。④强调功能训练。⑤重视心理护理。

3. 脑卒中病人康复护理评定的内容　①人体形态评定。②运动功能的评定。③日常生活活动能力评定。④言语功能评定。⑤心理评定。⑥肺功能评定。⑦其他评定，如发育评定、职业能力评定、社会生活能力评定等。

（四）思考题

（略）

模拟试卷（一）选择题参考答案

1. A　　2. B　　3. E　　4. C　　5. A　　6. C　　7. A　　8. C　　9. B
10. D　　11. A　　12. C　　13. C　　14. C　　15. E　　16. C　　17. D　　18. A
19. B　　20. D　　21. B　　22. C　　23. D　　24. C　　25. E　　26. C　　27. C
28. A　　29. A　　30. C　　31. E　　32. A　　33. D　　34. C　　35. B　　36. E
37. B　　38. D　　39. E　　40. B　　41. E　　42. C　　43. B　　44. E　　45. D
46. E　　47. B　　48. D　　49. C　　50. C　　51. A　　52. B　　53. E　　54. C

55. A   56. B   57. A   58. A   59. C   60. B

模拟试卷（二）选择题参考答案

1. D   2. D   3. C   4. D   5. A   6. C   7. C   8. A   9. D
10. B   11. D   12. D   13. C   14. A   15. D   16. C   17. B   18. B
19. B   20. A   21. C   22. C   23. C   24. C   25. D   26. B   27. E
28. C   29. D   30. A   31. D   32. B   33. E   34. A   35. D   36. A
37. B   38. E   39. B   40. D   41. E   42. D   43. A   44. E   45. D
46. C   47. E   48. B   49. E   50. C   51. C   52. D   53. E   54. C
55. A   56. D   57. A   58. E   59. C   60. E